JN095244

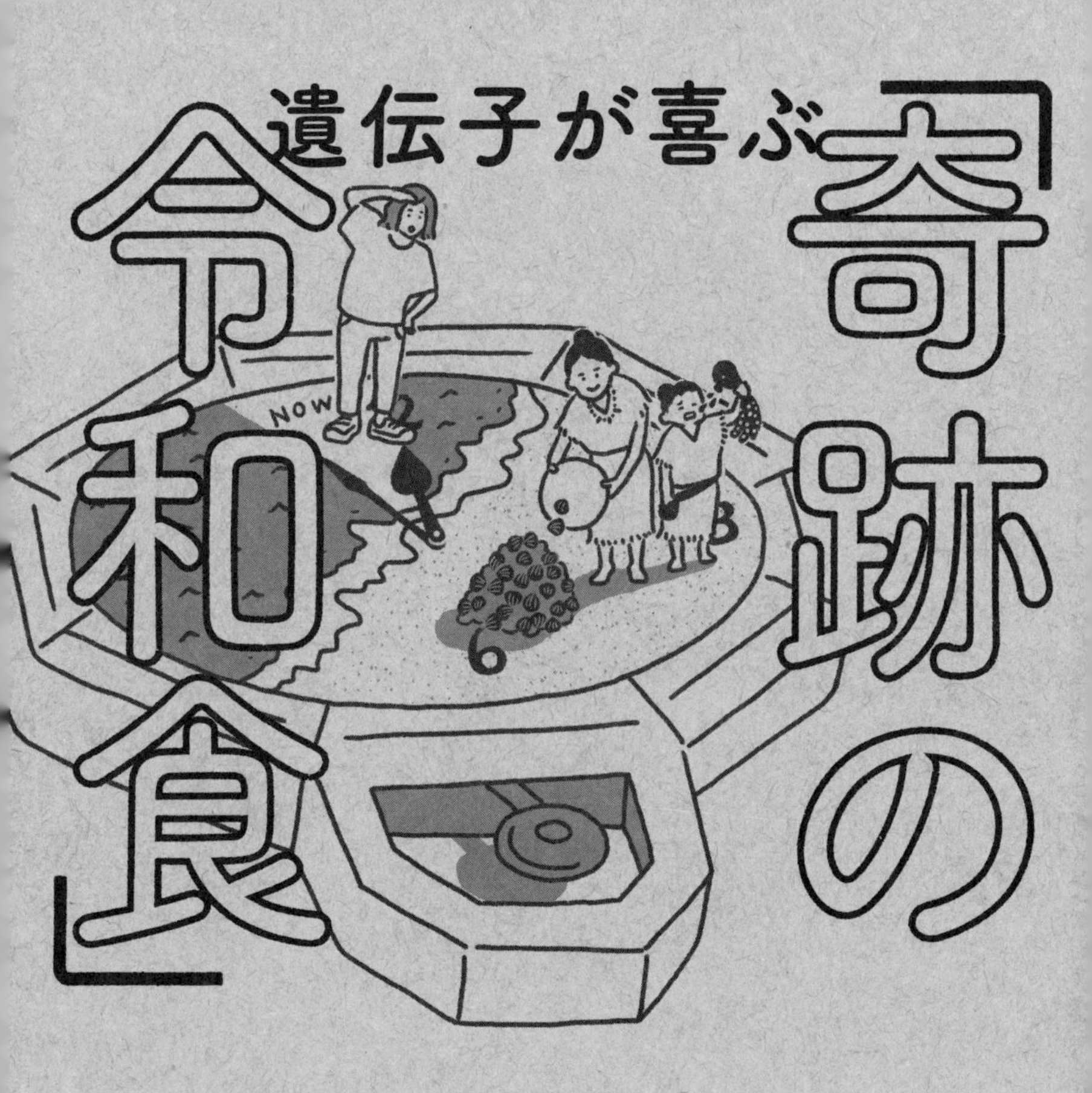

遺伝子が喜ぶ「奇跡の令和食」

京都大学名誉教授
武庫川女子大学教授
国際健康開発研究所長
家森幸男
Yukio Yamori

監修：森真理（東海大学健康学部准教授）

集英社インターナショナル

はじめに
～なぜ日本は「世界一の長寿国」から転落したのか

長らく日本は「世界一の長寿国」として世界に名を馳せていました。現在でも日本こそ世界一だと思っている人は多いかもしれません。

しかし「長寿大国・日本」が今、危機に直面しています。

今や世界のトップは「香港」

日本人の寿命は戦後すぐの1947年には男性50・06歳、女性53・96歳と、スウェーデン、フランスなどの先進国に比べて段違いに短命でした。

ところがその後、右肩上がりに寿命を延ばし、1980年代に入ると諸外国を抜き、トップに躍り出て、世界を驚かせました。

その後もトップを守って来ましたが、2000年代に入るとジリジリと香港に追い上げられてきました。男性は２０００年に入ってすぐに香港に抜かれ、２０１５年になるとついに女性も香港に抜かれてしまいました。

以来、２０１８年まで香港が男女とも4年連続トップを守っています。現在は日本の女性は香港に次いで第2位、男性は香港、スイスに次いで第3位となっています。「世界一の長寿国」の栄光が遠ざかりつつあります。

なぜこのようなことになってしまったのでしょうか。

私は、その大きな原因が「食生活」にあると見ています。

日本人の「長寿」は本物か？

実は香港と日本には、ある大きな違いがあります。

それは高齢者の「栄養状態」です。私たちの調査でわかったこととして、香港は高齢者の栄養状態がひじょうに良好なのに対し、日本人は香港人に比べてけっしていい状態とは言えません。それが結果として表れるのが「健康寿命」の差です。

「健康寿命」とは「寝たきりや病気などで日常生活が制限されることなく、元気に過ごせる期間」を指します。

日本人は「平均寿命」こそ８４歳と長いけれど、「健康寿命」は７４歳程度です。つまり長生きしても病気の人口、寝たきり人口がひじょうに多いのです。

平均寿命と健康寿命の差が10年。この10年は寝たきりであったり、認知症など不自由な状態で過ごしたりすることになるわけです。これでは単なる「長命」であって、「長寿」とはいえません。

ではなぜ日本人は寝たきりが多いのでしょうか。

その原因は「脳卒中」です。寝たきりになる原因の1位は脳卒中です。諸外国と比べても日本はひじょうに脳卒中になる人が多く、死亡率も高いのです。

また脳卒中でなくても、骨粗しょう症が原因で骨折してしまい、そのまま寝たきりになってしまう方も少なくありません。

いずれにしてもこの「平均寿命」と「健康寿命」の差の10年間、これは大変な問題です。

世界一の健康食は和食である

私たちは1985年からWHO（世界保健機構）の「循環器疾患と栄養国際共同研究（CARDIAC STUDY）」を開始し、30年以上、25か国61地域に足を運んで、健康検査をしてきました。地球規模の、この研究の準備のためだけでも、2年間に地球を3

周もしました。

この研究はわかりやすくいうと、「その土地の人がふだん食べている食事が健康状態、寿命にどのような影響を及ぼすかということを、尿（オシッコ）、および血液を調べることによって解明する」というものです。

30年の調査で、私の手元にはなんと2万人以上の人の尿、血液のデータが資料として集まりました。

世界中には高齢者が元気いっぱいに活動している長寿地域もあれば、60歳以上がほとんどいないような短命地域もあります。

調査の結果、長寿地域、短命地域には「共通の食の傾向」がありました。30年をかけた壮大な世界調査の結果、見事な結論が出たのです。

では結論として、何を食べれば長生きできるのでしょうか。

それが「和食」です。

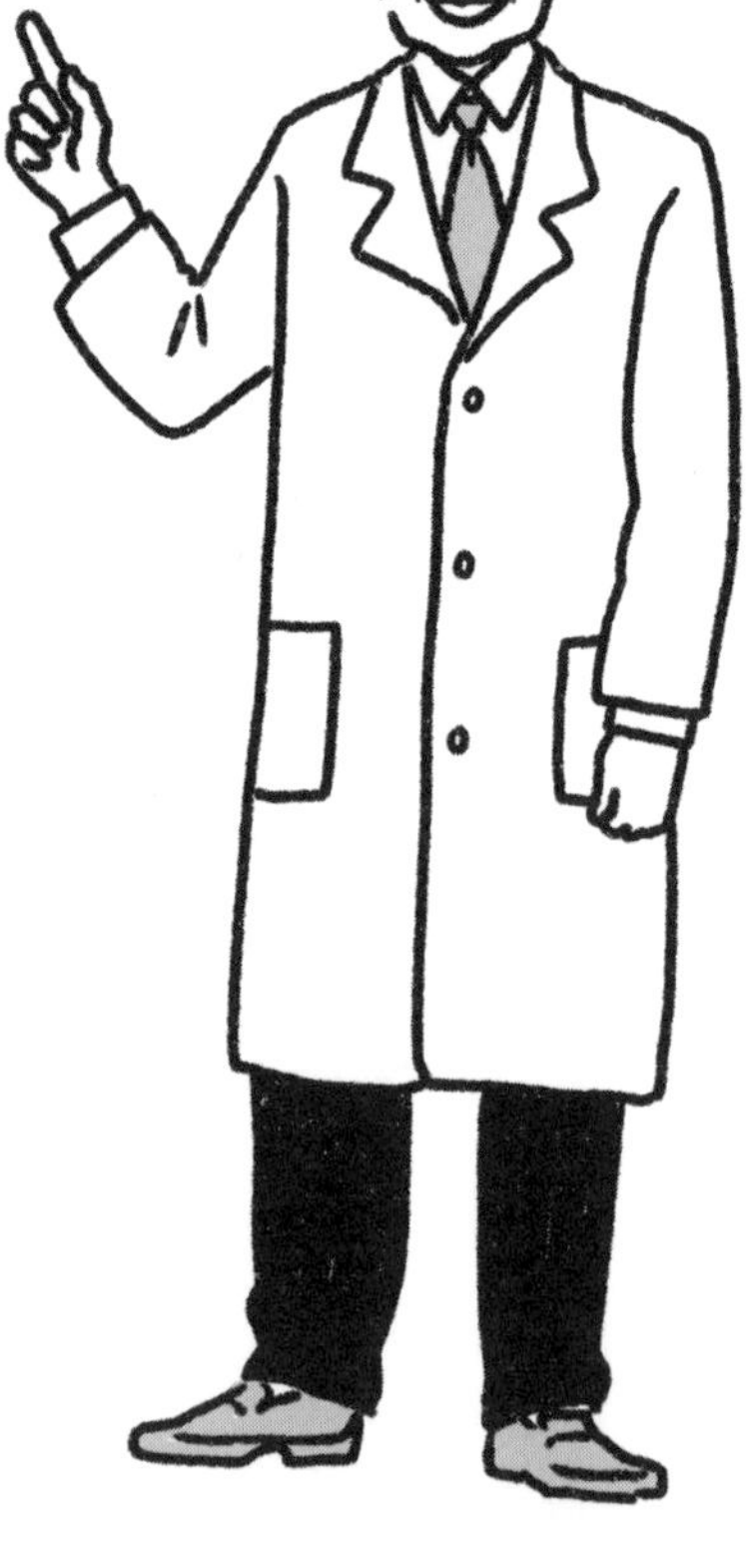

日本伝統の和食こそ、健康長寿を達成するための最適な食事なのです。世界中の「オシッコ」を集めてついにわかった「長寿食」は和食だったのです。

その意味では、世界一の長寿食に恵まれている私たちは、ひじょうに幸運な立場にあると言えます。

消え去りつつある「日本の食事」

ところが今、日本が世界に誇る、この和食が消え去ろうとしています。

「和食が消え去る！　そんなことはありえない」

そう思われる人も多いでしょう。しかし、現に私たちの食事は「和風」ではあっても、伝統的な和食とは違ったものになっています。

特に子どもや若い人たちは魚、大豆、ご飯といった伝統的な和食を敬遠し、ファストフードやコンビニ食を好むようになりました。糖分の多い清涼飲料水も大量に飲まれています。

それは大人でも同じで、昔のように魚や豆腐、納豆などといった食品が食卓に上る率は確実に減っていって、洋食や中華といった食品が並ぶようになっています。

こうした食事は脂と糖分は高いけれど、マグネシウムやタウリンといった、大豆や魚に含まれている「命を支える大切な栄養素」が不足しがちになるのです。

もちろん、伝統的な和食を出す会席料理のお店、あるいは地域独自の伝統料理を出すお店はたくさんありますが、そういうお店に毎日行っているという人はいないでしょう。ましてや若い人たちは、そうした料理とは無縁になりつつあります。

世界が一つになるグローバル化の動きはたしかにいいこともたくさんありますが、それは同時に各国、各地域の伝統を破壊しつつあります。どこに行っても同じような食べ物が食べられるのは安心かもしれません。しかし、その結果、風邪やインフルエンザになりやすかったり、中高生のうちからメタボになったりといった現象が現れてきています。この先に健康長寿が待っているとはとても思えません。

伝統食の崩壊は健康の崩壊です。日本が世界一の長寿国から陥落したのも、ここに大きな原因があるはずです。

私たちは今こそ和食を取り戻さなければいけません。

人は血管とともに老いる

「人は血管とともに老いる」と言われます。

健康長寿をまっとうするためには、「血管の病気」を予防することがなによりの決め手になります。

血管病の病気には大きく「心筋梗塞」と「脳卒中」という2つがあります。この2つは命を左右する病気であるとともに、寝たきりや認知症などの、深刻な後遺症を引き起こしやすい病気でもあります。

脳卒中と認知症は別のものと考えられがちですが、実は大きく関係しています。脳梗塞や脳出血により発症する認知症があるのです。これを「脳血管性認知症」といいます。日本では現在150万~200万人もの患者がいるとされていますが、今から20年後にはこの数が倍増するのではと懸念されています。

しかし、私たちの研究によれば、脳卒中、心筋梗塞といった血管の病気は「食事」でコントロールできるのです。

健康長寿のためには「毎日の食事」こそ大事です。それこそ30年間、世界を回って得た結論です。

「健康で長生き」は食事から

香港に抜かれたとはいえ、日本は今なお世界のトップクラスの長寿国であることは変わりありません。

100歳以上の長寿者は私たちが調査を始めた1963年には153人でした。しかし、

2020年には8万人を超えました。

また現在日本人の平均寿命は84歳ですが、2007年生まれのうち、半数に当たる「長生き組」の人たちの寿命の平均は107歳になるだろうという推定さえあります。

まさに「人生100年時代」が到来しようとしています。

人生100年の後半の十数年を寝たきり、認知症で過ごすのか、健康で過ごすのかでは大きな違いがあります。

医療費も増大の一途をたどり、国家財政を圧迫する一方です。

「長生きしたい」というのは多くの人の願いだと思います。しかしそれは健康あってこそのことではないでしょうか。

人生100年時代をいかに元気で、自立して過ごすことができるか。そのためにも、正しい食事をすることがひじょうに大事です。

本書では私たちが30年以上、世界25か国・61地域をめぐって導き出した「健康長寿のための食べ方（＝令和食）」をお伝えしていきます。「令和食」とは和食をベースとした新しい食べ方の提案です。

本書の構成について

本書の構成をご紹介しましょう。

プロローグでは私が近年行った「令和食」プロジェクトのご報告をします。健康食というと、毎食すべてを「改革」しないといけないと思われがちですが、そうではありません。上手な食べ方をすると1日1回の食事で、体の健康度がわずか4週間で変わるのです。まずその証拠をごらんください。

第1章では、私が「長寿食」「短命食」の世界調査を始めるまでの経緯と、実際に調査を行ってわかったことについて簡潔に述べます。

第2章では、「長寿地域と短命地域の違い」について具体的に考察します。それに続く第3章では、せっかくの長寿地域だったところが伝統食を忘れ、短命になっていった様子をお伝えします。食のグローバリゼーションがいかに危険なものかの警告です。

第4章では世界調査からわかった長寿の秘密を握る「3つのS」をご紹介します。

第5章は、新しい和食の食べ方「令和食」についてです。「3つのS」を踏まえたうえで、どんな食べ方をすればいいかについて述べます。続く第6章は令和食の実践メニューを紹介します。

第7章はみなさんによく聞かれる、我が家、つまり家森家の食事、健康法をご披露します。世界中を旅して起こったハプニングや驚きの食習慣などのエピソードも交えまして、どなたも気軽に楽しく読んでいただけると思います。

健康の秘訣は毎日の食事にあります。本書をお読みいただいて、令和食を実践していただければ、どなたも必ずや健康になっていきます。

一人でも多くの方が健康長寿を達成していただくことができることを心から願っています。

もくじ

本文構成／高橋扶美
イラストレーション／くぼあやこ
ブックデザイン／原田恵都子（Harada + Harada）

プロローグ

毎日1回の「令和食」で体が変わった！

「1日1膳」のススメ

食事が変われば健康も変わる——という話は、この本を読むまでもなく、みなさんテレビやラジオ、あるいは雑誌などでよくお聞きになっていることでしょう。中には「このサプリメントさえ飲めば大丈夫」「この手作り食品を毎食食べれば長生きできる」という、いささか眉つばものの記事や宣伝もありますが、しかし、大きな観点で見れば、毎日の食生活を改善することで人間の寿命や健康はかならず向上します。

ちなみに、ちょっと前までは「DNAがすべてを決める」という説もありました。その説にしたがえば、「寿命や病気は生まれつき」なのだから努力してもムダという話になってしまいがちなのですが、これは間違いだとわかっています。たとえ優秀なＤＮＡ配列を親から受け継いでいたとしても、そのＤＮＡ情報にスイッチが入らないと意味がないという事実が明らかになりつつあります。では、そのＤＮＡ情報にスイッチを入れるのは何でしょうか――その大きな要素が食事であることは言うまでもありません。正しい食事、バランスの取れた食事を摂ることによって、遺伝子の持つ長寿のメカニズムが働き始めます。

やはり、正しい食事、ヘルシーな食事を摂ることが「健康で長生き」への王道なのです。あとでゆっくり述べますが、世界中の短命国・長寿国を巡って、その正しい食の基本は「和食」にあるという事実を確認してきました。大豆や魚をたっぷりと摂食し、塩分薄味の日本食こそが、長寿へのパスポートなのです。

しかし、今の日本ではそうした「正しい日本食」を日常的に食べるのがむずかしい時代になりました。

そもそも時間に追われた生活で、1日3食、しっかり食べるという生活が送れないという人も少なくありません。また、毎食、自宅で食べることができるのならば、その食材がどこのものであり、どのように調理されているかも分かりますが、今や外食産業や中食産業（お持ち帰り弁当やケータリング）が発展していますので、自分の食べているものの「正体」がわからないということのほうが大きいのです。

そんなことを考えると「やっぱり食事で健康はむずかしいな」と思う人は少ないと思います。せいぜい「気休め」としてサプリメントや健康食品を摂ることにしている方が多いのでしょうか。

もちろん専門家の私たちからしてみれば、三度三度の食事を「理想」に近づけていくことが望ましいことです。

これが家に一日中いられる、たとえば定年退職後のご家庭ならば可能だとしても、最近の若い人たちのライフスタイルでは、とてもそれをお願いするのは無理だと思いました。

しかし、この理想的な和食――それを私たちは令和の新しい和食として「令和食」と呼んでいます――を1日に1回でも食べてもらえば、きっと健康のバランスが回復するのではないか、という仮説を持って、ある実験をすることにしました。3食とも食事を変えるのは大変です。しかし、1日1食だけなら実行できるという人は少なくないのではないでしょうか。そう思ったのです。

そして、その仮説は見事に成功を収めました。1日1食の「令和食」だけで健康状態に絶大な影響を与えることが証明できたのです。この研究の名は「ヘルシーランチ・プロジェクト」（2004年）と申します。

ヘルシーランチ・プロジェクト

ヘルシーランチ・プロジェクトとは、文字通り、ヘルシーなランチを提供し、生活習慣病が気になる、働く中高年の男性（40歳〜63歳までの53人）に1か月間、食べてもらう試みです。

こちらから弁当を提供し、ランチとして食べてもらい、あとの2食は普段通りの食事にしてもらいます。朝食を食べない人はそれでもかまいませんし、アルコールも控えてもらわず、いつも通りです。

参加してくれた人を2つのグループに分け、1つは栄養バランスを考えた「ヘルシーランチ」、もうひとつは令和食を基本とする「強化ランチ」を食べてもらいます。

ヘルシーランチは主菜は肉、強化ランチのほうは大豆、魚を多く使ったものです。塩についてはどちらも適塩（1食あたり2グラム強）としました。世界中で研究して得られた結果の「理想的な食事（＝令和食）」を1食のお弁当に詰めたのです。

協力してくれる人たちは自分がどちらのグループなのか知りません(二重盲検法)。食べる側だけでなく、提供する側の人も、どのランチが令和食かを知りません。そうしないと態度や言葉で知らず知らずのうちにどちらの食事を出しているのかバレてしまう危険性があるからです。だから、これを「二重」の盲検法（ブラインド・テスト）と呼びます。手間はかかりますが、これが科学の領域では「デフォルト」の実験法です。

さいわい、研究資金は比較的容易に調達できました。「日本動脈硬化予防研究基金」からご支援をいただいて、さらに私がそのころ受賞した「杉田玄白賞」の賞金もすべて使うことに決めました。この賞は、『解体新書』を訳したことで有名な杉田玄白の出身地・福井県小浜市の教育委員会が創設したもので、「食と医療に関する進歩的な取り組み・研究を行い、実績を挙げている個人または団体」などに与えられるものです。

私の受賞理由は「血管の病気は遺伝子が関係していても食事で克服が出来、病気予防に可能である」ことなどでした。

そういう点ではひじょうにラッキーなスタートを切れたプロジェクトでしたが、いよいよそれを実行しようとしたらところ、大きな壁にぶつかりました。

もうすでにメニュー作りも始まっているのに、肝心の実験参加者が見つからないのです。正式な医学実験である以上、毎日、1食令和食を食べてもらうだけでなく、尿や血液を提供してくれたり、健康診断にも参加してもらう必要があります。しかも10人や20人では信頼度の高い実験になりませんから、数百人程度の参加者が必要です。

最も候補に上ったのは、やはり企業です。ランチタイムがしっかり決まっていて、社員食堂などもあるところが最適です。さまざまな企業に当たってみたのですが、当初は好感触でも後になって「健康データは個人情報だから外部に提供するのはいかがなものか」という横やりが入って、流れてしまった話がいくつもありました。

大阪のある企業の社長さんでした。あるイベントで同席したのが「これでは実験など無理かな」と半ば諦めかけていたとき、あるイベントで同席したのが大阪のある企業の社長さんでした。「この機会を逃してはならじ」と、その社長さんにこの実験の意義や詳しいやり方などを熱心にお話ししたところ、その社長さんは「だったら私が食べましょう」とおっしゃってくださったのです。

正直、私は一瞬、その社長さんの言葉の意味がわかりませんでした。初対面で、しかもちゃんとしたプレゼン資料などをお見せしたわけでもないのに、その私の言うことに耳を傾け、「それは社員のためにもなるから」と即答してくださったのです。

1日1食だけの実験

さて、こうして実験がいよいよ開始されることになりました。ボランティアとして参加してくださったのは管理職を中心に40代以上の男性64名。予定していた参加者には届きませんが、これくらい集まれば、かなりの信憑性が得られるというものです。

しかも、大阪は「食い倒れの街」と言われるほどで、正直、健康食とは無縁の土地柄。かつては青森の次の短命県だった時期もあるのです。そういうところでお勧めの人に1日1

食の令和食を食べてもらうのは、むしろ意義のあることです。

実験は、昼食時の私たちが用意したお弁当を4週間食べてもらうこと。そのお弁当には2種類があります。どちらも研究所の管理栄養士さんが考えたヘルシーランチで、カロリー、塩分などは一定の基準を充たした健康弁当です。ただ、一つだけ違うのは一方のお弁当にだけは魚由来のDHAと大豆の含有量を増やしているところ。こちらがヘルシーランチの強化食であるのは言うまでもありません。

しかし、この二つのお弁当は見た目では区別できません。食べ比べてもらっても、ほとんどの人は区別がつかないものです。もちろん二重盲検法なので、配ってくださる人にもそれが分かりません。

調査に当たっては、「健康食の実験だからといって、朝食、夕食などまで変えないでください。むしろ普段とできるだけ同じような食生活を送ってください」とお願いしました。つまり、朝食抜きの人はそのままで、夕食に取引先を接待するので豪華な食事をしている人も変わりなく、というわけです。

実験開始前には、健診をしてもらいました。身長、体重、血圧、採血、24時間分の尿の提出です。これが済めばいよいよ、プロジェクトの開始です。

舌は自然の味を求めていた

この実験で供されたお弁当は私たちが長年の調査結果を盛り込んだ、最高のランチと申せます。メニューの組み立ては、本書の監修者でもある管理栄養士の森真理が担当し、実際の弁当作りは駅弁の老舗である淡路屋さんの協力を得ました。

2種類の弁当で違うのは、主に挽肉を使った料理です。一方は普通の挽肉、もう一つは大豆と魚のミンチを使うといった具合です。これを使って、ハンバーグ、レンコンのはさみ揚げ、ピーマンの肉詰めなどを作りました。見た目にはほとんど区別がつきません。

2つの弁当で共通しているのは、ともに低塩で野菜たっぷりという点です。塩分は1食あたり3・3グラム未満、カロリーは1食660~750キロカロリーに抑えました。

こうしてスタートしたヘルシーランチ実験でしたが、当初のうちはクレームもありました。「こんなに薄味では食べた気がしない」「1か月もこんなものは食べ続けられない」。いずれも原因ははっきりしています。要するに塩分が少ないからなのです。

「たしかにおっしゃることはよくわかります。でも、この程度の塩分量がみなさんには最適なのです。これで怖い脳卒中や高血圧も防げるので、もう少しがんばってみましょう」と研究の担当者が説明をしましたところ、1週間くらい経つと「味付けを濃くしてくれたんですね」という人が続出。もちろん私たちが塩分量を変えるわけがありません。これはボランティアのみなさんのほうの味覚が変わってきて、自然の食材の味がわかる舌になっていたからに相違ありません。舌はやはり自然の食材の味を求めているのでしょう。

予想以上の成果

こうして、4週間後。いよいよ実験成果を確認するときがやってきました。すると見事に期待の結果が出ました。ざっくりとそれをリストアップしてみましょう。

両方の食事群、共通の変化としては①肥満度の低下、②血圧の低下。①はカロリーを制限し、②は塩分を減らした成果です。

では、「令和食」にした人たちのデータで傑出して変わっていたのは何でしょう。

答えは、第1に善玉コレステロールの上昇、悪玉コレステロールの減少。特に善玉と悪玉コレステロール値の比率によって表わされる「動脈硬化指数」についてはわずか4週間とは思えないほど、明らかな成果が出ていました。1日1食の食事の改善で、生活習慣病である脳卒中や動脈硬化が防げるということが科学的に証明されたというわけです。

ここでこのヘルシーランチに参加してくださった人は、特に人一倍、大豆や魚をむやみに多く食べたというわけではありません。ちょっとだけ栄養のバランスをよくするように工夫して、大豆や魚を上手に食べるようにしたというだけのことなのです。

これならば、普段から外食などの機会が多い人でも実行が十分に可能な食事法だと言えないでしょうか。

昔から「一日一善」という言葉がありました。1日1回でいいからいいことをするように心がけていれば、来世にはきっといいことがあるだろうという教えですが、私たちの場合は「1日1膳」。1日1膳だけの心がけで、来世どころか、この世で幸福な老後が送れるのです。たった4週間の努力で、その成果が上がるのですが、毎日、これを心得て実行していれば間違いありません。

それは84歳を越して、今なお、現役の研究者として働かせていただいている、私自身が何よりの証拠だと思っています。若い頃には世界中を飛び回って、あるときには無茶なこともしたりしています。しかし、そんな私が今でも健康なのは、この令和食のおかげだと信じて疑いません。

第1章 世界調査でわかった「食と寿命」の関係

「食と健康の関係」がわかっていなかった50年前

今でこそ、食事がさまざまな病気を引き起こす原因となったり、あるいは逆に、食事によって病気の予防ができたりするということは広く知られています。

しかし、私が医師になった20世紀半ばは、食と健康の関係について、詳しいことはわかっていませんでした。今では常識となっている「食塩が高血圧の原因となる」ことですら、当時はあまり知られていなかったのです。

その中でなぜ私が食と長寿の関係に興味を持ったのかというと、時は1962年にさかのぼります。

京都大学医学部を卒業した私はインターン（現在の研修医）として臨床の現場に立ちました。大学病院ですから、患者さんは重症者ばかり。末期がんや肝硬変の末期、重度白血病などです。私の診る患者さんは懸命の治療の甲斐もむなしく、次々と亡くなっていきました。

当時の最先端の医療を行っていたはずの大学病院においてや、この状態です。

「これはえらいことだ。医者になっても病気を根本的に治すことができない……」

若かった私は目の前のあまりにも厳しい現実に打ちのめされました。そして医者になった限りは、なにかひとつぐらい病気をなくすような仕事をしたいと強く願うようになりました。

結核に生涯をささげた父の姿

「病気を根本解決したい」という考えに至った背景には父の存在もありました。

父も医師でしたが、結核の治療に一生をささげた人でした。結核と言ったら1960年以前は死因の第1位で、「死の病」として恐れられていました。父は結核の特効薬のない時代から、懸命に治療をしていました。その後、ついに薬が開発されて、結核は死の病ではなくなりました。

代わりに死因の1位となったのが「脳卒中」でした。

今は高血圧と脳卒中に明確な因果関係があることがわかっていますが、当時、脳卒中は年齢とともに血管が弱くなって起こるものと思われていました。予防法はなく、なってしまったらどうしようもないという意味で「あきらめの病気」とも呼ばれていました。そんな時代です。

それならば私は脳卒中の原因を勉強し、病気になる前に、ならない方法、つまり予防法を研究したいと考えたのです。祖父母を脳卒中で亡くしていたこともあり、これをなんとかしないといけないという思いが強くありました。

そのためにも患者さんを治療する「臨床」ではなく、病気の研究を行う「病理医」としての道を歩むことにしたのです。

そこで大学院に進んで、岡本耕造先生の研究室において、高血圧と脳卒中の原因を研究し始めました。

「脳卒中ラット」の誕生

研究室に入った私が取り組んだのは、「脳卒中ラット」の研究でした。ラットとはネズミのこと。病気の予防法を知るためには、まず病気の本態を知らなくてはなりません。そこで脳卒中の実態を知るために、ラットを使おうというわけですが、実はこの当時、「脳卒中は人間にしか起きない病気」と言われていました。

事実、それまでいろんな人がラットなどの実験動物を使って、脳卒中を人工的に起こさせようとしたのですが、それはことごとく失敗していました。

これは後でわかったことなのですが、人間だけが脳卒中になるというのは理由がありました。みなさんもご承知のとおり、人間の脳は進化によって動物よりも大きく、しかも複雑になっています。ことに人間の脳の特徴は「大脳新皮質」と呼ばれる、いちばん外側にある層が発達しています。この大脳新皮質がヒト独自の知性の基礎になっているのですが、後から出来ただけに、ここに走っている血管は脳の他の層よりもずっと複雑に、入り組んだ形で作られているのです。そのために、この大脳新皮質では血管が細く、曲がりくねっていて詰まりやすくなってしまっていたのです。

ラットや他の実験動物では脳卒中が起きない、起こりにくいという理由もこれで説明できます。ヒトより下等な動物には、この大脳新皮質がそれほど発達していなかったり、あるいはそもそも新皮質がなかったりするので、脳卒中とは無縁であったわけです。

しかし、当時はそういうことがわかっていなかったので、とにかくさまざまな苦労をして、いろんな種類を掛け合わせてラットを作り出していきました。今のように遺伝子操作などできない時代ですから、言ってみれば、ギャンブルをしているようなものです。ところが私の恩師は苦心の末に、血圧が高めのラットの兄妹交配を何代も続け、ついに高血圧をかならず起こすラットを作り出すことに成功しました。

そこで、この高血圧のラットをさらに毎世代交配させることを根気よく続け、死んだ親にわずかでも脳の病変のあったラットの子どもを選んで交配を繰り返すうち、ついに100パーセント脳卒中を起こす「脳卒中ラット」が誕生したのです。

食塩と脳卒中の関係がわかった!

この脳卒中ラットは「食べ物と病気の関係」を解明するためにひじょうに役立ってくれました。

脳卒中ラットを2つにわけ、片方のグループは1パーセントの濃度の食塩水を与え続けるグループ、もう一つは食塩を与えないグループとします。1パーセントの濃度というと、ちょうど味噌汁ぐらいの塩辛さです。

すると食塩を与えたグループは次々と脳卒中を起こして100日以内に全滅してしまうのです。食塩を与えないグループとの差は歴然でした。

また、ラットに大豆や魚などのたんぱく質の多い食事を与えると、同じ塩分の多い食事をしていても寿命は倍になります。ここにカルシウムを加えるとさらに倍になる。さらにマグネシウムを加えると寿命はなんと食塩水だけのグループの5倍になることがわかったのです。

つまり家系的に脳卒中になる可能性が高くても、正しい食生活をすれば、長生きして、天寿をまっとうすることができるということです。

当時は脳卒中と食塩の関係がまだ解明されていない時代だったと述べましたが、この実験によって、食塩が脳卒中のリスクを高めることがわかったのです。

NHKがこの実験に興味を持ってくれて、何度も番組で取り上げてくれました。脳卒中ラットを東京まで運び、ラットが脳卒中を起こしていく様子を撮影したものです。

これはもう、放送のたびに大きな反響がありました。「食塩の摂りすぎはよくない」とみなさんに認識してもらううえで、ひじょうに大きな教育効果があったと思います。

脳卒中ラットの実験をするためには、もちろんラットの世話をしないといけません。ラットは弱い生き物ですから、一日も世話を怠るわけにもいきません。

ラットを飼うためには温度や湿度が適切な環境が必要です。細菌感染にも注意しなければなりません。ところが当時はまだ高度成長期の前ですから、ラットのために使えるお金はあまりありません。

ラットの飼育をするのはバラックの建物で、エアコンなど当然ありません。そうでなくても京都の夏は暑く、冬は寒いのです。温度調整にはとにかく気をつけました。

冬は石油ストーブを焚いて、一晩中ラットの様子を見て、一番冷え込む朝の4時の温度をチェックして、それからやっと家に帰って寝るという、昼夜逆転の生活をしていました。

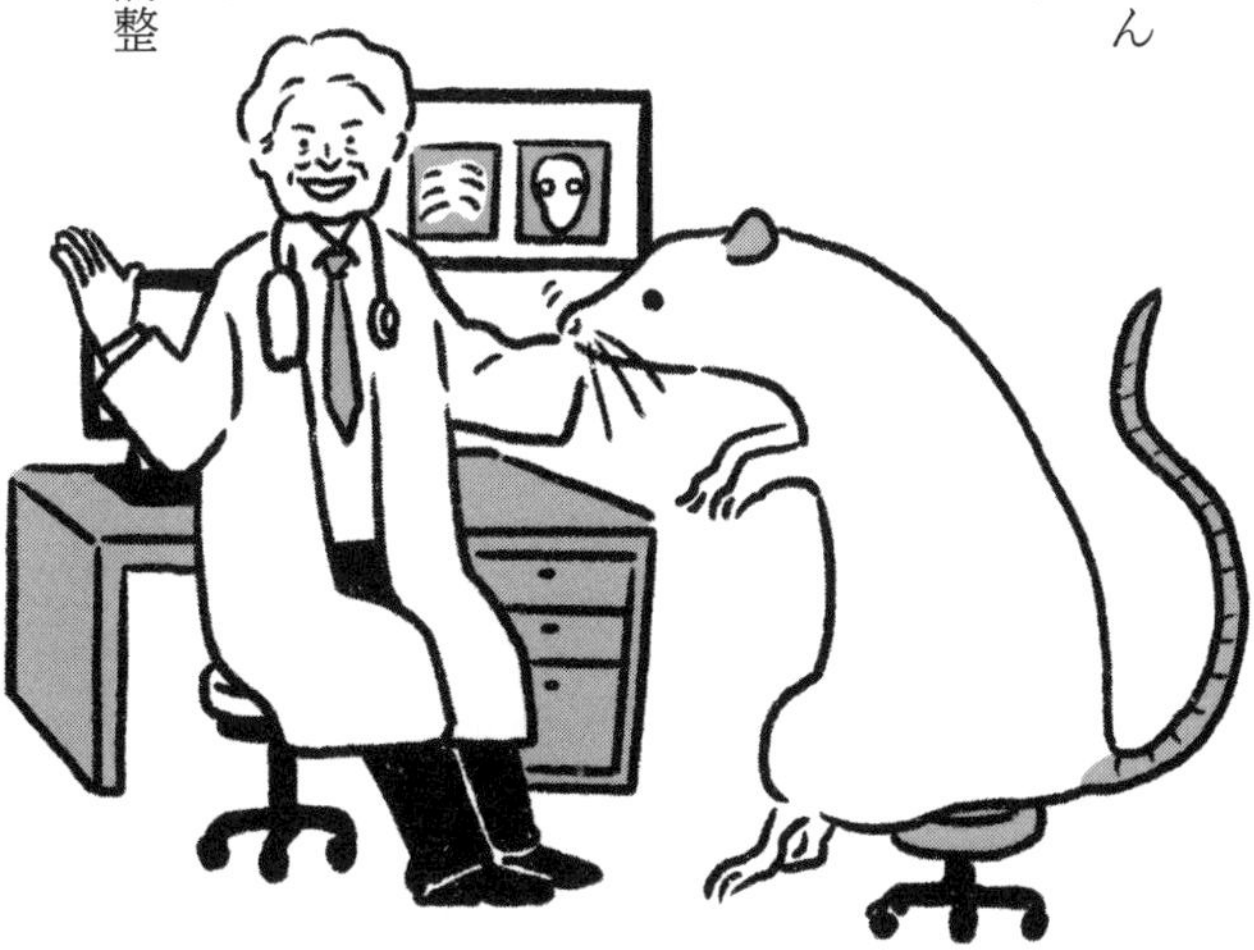

夏になれば氷を買ってきて飼育部屋に置いて、扇風機で空気を回します。あるいは屋根にホースで水をまいて、トタン屋根が熱くならないように工夫したりしていました。

休みなんかありません。明けても暮れてもラットの世話です。

エサも自分で作りました。大量に麦を炊いて、塩を混ぜ込んで作るのです。

父が一度、私の研究室に来たことがありました。ところがそのときの私は大量のラットのエサを作っている真っ最中。

「お前は大学院に入って何をしているのか」と驚かれてしまいました。そうでなくても父は臨床医として現場に生きた人でしたから、私のやっていたことは理解困難だったかもしれません。

当時、すでに結婚して子どももいたのですが、子どものことはほとんど家内にまかせきり。家には寝に帰るだけの状態で、もっぱらラットの世話に追われる日々でした。子どもたちからは「ネズミのお医者さん」と呼ばれていました。

脳卒中は食事で予防できる！

ラットの実験を通じて、脳卒中は栄養、食生活の改善によって予防できることがわかりました。

そこで1982年にWHOの専門委員会で「遺伝的に100パーセント脳卒中を起こすラットでも、食物によって脳卒中を防げる」という報告をしました。

この時、専門委員の間で特に関心が集まったのが「食塩」でした。

食塩の摂りすぎている人は高血圧になりやすく、脳卒中にもつながることが議題となり、「それならば食塩摂取の目安を作ろう」という話になりました。

問題はどのぐらいを目安とするのかです。臨床の経験からして、1日6グラム以下であれば、あまり血圧が上がらないだろうということで、「6グラム」を目標値としました。

しかし、6グラムというのは経験的に言っているだけで、本当にそこまで減らせば脳卒中は防げるのか、きちんとしたデータはありませんでした。

かといって、人間でラットのような実験をするわけにはいきません。

そこで私は「世界をまわり、人々の食生活と健康状態を調べてみたい」と提案したのです。

世界には長寿者の多い地域もあれば、多くの人が短命に終わってしまう地域もあります。

気候の違いや風土病という違いも関係するかもしれませんが、「食が寿命に及ぼす影響」を知りたかったのです。もちろんそこで中心になるのは、食塩と脳卒中の関係です。

「それはすばらしい提案だからぜひやってほしい」と専門委員会で満場一致で認めていただきました。

「2億8000万円を集めよ」というインポッシブルなミッション

ここまではよかったのですが、思わぬ大問題が降りかかってきました。お金です。WHOはお金がないから研究費は出せない、資金は日本で集めてくれというのです。

1982年というと、日本はバブルに差し掛かる頃、経済成長著しい時期でした。「日本は豊かな国だからそのぐらいの費用は出せるだろう」というのがWHOの言い分でした。

「どのぐらい集めればいいのですか？」と聞くと、返ってきた答えが「100万ドル」。当時は1ドルが280円の時代でした。つまり、「2億8000万円」です。

「これはえらいことになった！」

あまりの額にたじろぎましたが、やるしかありません。日本心臓財団に協力してもらって各地で講演会を開き、資金集めをすることになりました。

演題は例の「脳卒中ラット」の話です。塩分を摂りすぎるとラットがバタバタ死んでしまう。逆に減塩と大豆・魚で脳卒中は防げる。それは人間においても同じはずですという話をして全国を回りました。

脳卒中は依然として死因の1位であったし、塩分との関係もまだ知られていない頃でしたから、私の話にみなさん、驚きつつも、真剣に耳を傾けてくださいました。そして来てくださった方にはコーヒー1杯分、1000円程度の寄付をお願いしました。

2年間、夢中で全国行脚をしました。歩き回っていた夏の日、靴の底に穴が開いてしまって、困り果てたこともあります。ちなみにこの全国行脚の間、穴の開いた靴は合計3足でした。

神風が吹いた

こうして必死でお金を集めている間に、予期せぬことが起こりました。

なんと「円高」がどんどん進み、1ドルが150円にまでなったのです。WHOの研究費になる資金はドル建てですから、円高になればなるほど安く済みます。

最終的に「2億8000万円」が半分近い、「1億5180万円」にまでなったのです。

私は「神風が吹いた」と思いました。

結局、その額を2年間で集めることができました。のべにして30万人もの人が寄付をしてくださいました。ありがたいことです。

これを全額WHOに納め、晴れて世界調査がスタートしたのです。1985年のことでした。

これは日本から提唱し、日本の民間から研究費をWHOに拠出して世界的規模で実施した、おそらく唯一の研究だと思います。

長寿をめぐる世界調査へ

さあ、念願の世界の長寿をめぐる冒険旅行への出発です。

しかし、問題はどうやって人々の健康状態を調べるかです。

それまでの調査方法は「昨日は何を食べましたか？」といった聞き取り調査が中心でした。しかしこれでは正確なデータを読み取ることはできません。人間だから食べた物がうろ覚えだったり、忘れてしまったりします。ましてや「どのくらいの量を食べましたか」と聞いても、グラム単位の正確な返事は期待できません。

しかも広い世界での調査です。地域によって極端に違う食事、見たこともない食べ物を食べている可能性もあります。そんな料理の成分を知るには、まず調理法や材料から調べなくてはなりませんが、そんな時間も余裕もありません。

また、冷凍して持ち帰るというのも当時の技術ではむずかしいことでした。

そこで栄養状況を調べる方法として注目したのが、「オシッコ」、つまり「尿」でした。丸1日、24時間の「尿」を採取し、その成分を調べることで、その人の栄養状態を測るのです。具体的には塩分、マグネシウム、カリウム、たんぱく質、その他さまざまな成分の量を測定できます。

尿ですから、食べた物がそのまま、何のごまかしもなく反映されます。

これならば食べた物を聞き取り調査するよりもはるかに簡単に、しかも正確なデータを入手できます。

24時間の「オシッコ」を集める容器を携えて

とはいえ、人ひとりの丸1日分の尿を集めるのは並大抵のことではありません。1日の尿の量は成人で1~2リットル、ビールをよく飲む人であれば4リットル近くも出ます。無理を承知で3リットルも入るプラスチック瓶を渡して1日分の尿を集めたこともあったのですが、大変なことでした。

そこで試行錯誤の上、開発したのが、「ユリカップ」(英語名:アリコートカップ)という採尿器です。ちなみにユリは英語の「ユーリン(尿)」の略です。

見た目は大きめのビールのジョッキのようなものですが、ここにオシッコをするとその４０分の１の量が下の容器に落ちる仕組みになっています。上にたまった尿は捨て、また次に排尿しては４０分の１を溜めます。これを丸１日繰り返すことで、２４時間分の尿を正確に採取することができるのです。

このカップを持って３０年間、２５か国６１地域を回りまわりました。

そこでついに「食と寿命の関係」が明らかになったのです。長寿地域には、「なるほど！」と膝を打ちたくなるような「長寿になる理由」、残念ながら短命になってしまう地域には「短命になる理由」がそれぞれありました。これもすべて世界中の人の尿を集めて分析したからこそ、わかったことです。

次章では長寿地域と短命地域の食事がどう違うのか、実際にいくつかの例を挙げて見ていきたいと思います。

Dr.ヤモリの健康メモ 「がん」より怖い脳卒中

脳卒中は脳の血管にトラブルが起こる病気です。脳の血管が詰まる「脳梗塞」、脳の血管が破れる「脳出血」、脳の血管にできたコブ（動脈瘤）が破れて、脳を包む「くも膜」の下に出血が広がる「くも膜下出血」などがあります。

脳卒中は日本人の死因の第3位ですが、一命をとりとめても、麻痺など重い後遺症が残ったり、寝たきりや認知症などになったりします。

しかし脳卒中は予防できる病気です。

世界中で得られたデータを元にして考えると、食塩の量を1日6〜7グラムに下げると脳卒中の死亡率はほとんどゼロに近くなると推定されます。日本の厚労省の目標は現在、男性7・5グラム、女性6・5グラムですが、WHOの目標値は1日5グラムです。日本でもこの世界目標が達成できれば、脳卒中は著しく減り、認知症患者が倍増する懸念も払拭できます。

脳卒中には、急性期の治療だけでも2兆円近い医療費が使われているといわれています。

疾患別ではがんを抑えて1位です。脳卒中を半分に減らせば1兆円が浮いて、その1兆円をほかのことに有効に使えるのです。

ぜひみなさんも本書に書かれていることを実行されて、積極的に脳卒中を予防していただきたいと思います。

第2章 「長寿地域」と「短命地域」はどこが違うのか

I 現地調査でわかった長寿地域と短命地域の違い

前章で私が「長寿の秘密」を調べるために世界中を回ることになった経緯をお話ししましたが、ここからはその長い旅の中で出会った、印象的なエピソードをご紹介していきたいと思います。

最初に紹介するのは、沖縄から多くの人が海を渡って移住した2つの地域です。

戦前、戦後を通じて沖縄からは移住者が多く世界に旅立ちました。その背景には、貧しさから脱出して成功をしたいという強い熱意があったわけですが、沖縄の人たちは移民先でも伝統文化を大事にしつつ、現地の文化に溶け込んでいきました。「ウチナーネットワーク」「ウチナーンチュ大会」（ウチナー、ウチナーンチュというのは沖縄人という意味です）などといった形で、移住した人たちは現在でも沖縄の人々と交流を続けているとも聞きます。

その沖縄と言えば元祖・長寿地域です（今では残念ながら違っています。その話は後ほどいたします）。この沖縄の人が移住した先でどのような食生活をしているのかを私たちは調べることにしました。すると同じ沖縄出身者であっても、現地の事情などによって食べ物の種類、調理のしかたに違いがあり、それが寿命や健康状態に大きな影響を与えていることがわかりました。

長寿地域

よく「長寿は遺伝か、それとも環境によるものか」という質問を受けます。この2つの地域の調査によって、それに対する明確な答えを示すことができました。

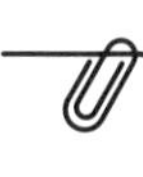

ハワイ・ヒロ地区　～沖縄の伝統食が今なお息づく

●沖縄の伝統食＋ローカルな魚料理の組み合わせ

ヒロ地区はハワイ島の東海岸に位置し、日系人が多く住む都市です。

私たちは1992年から4回にわたって沖縄からヒロに移住した人たちの食生活を調べてきましたが、ここに住む年配の方々はひじょうに健康的な食事をしているのです。

まず市場には新鮮な野菜や果物が並び、それを用いたさまざまな野菜料理が食卓に並びます。もちろん沖縄の伝統料理・ゴーヤチャンプルーもひんぱんに食べられていました。

また納豆や豆腐など、大豆もしっかりたくさん摂取していました。豚肉をゆでこぼして、余計な脂を落として食べる沖縄特有の食べ方も健在です。

後に述べるように、沖縄において食の欧米化が進み、「長寿県」から陥落していったことを考えれば、ヒロ地区には沖縄以上に沖縄らしい食生活が残っていました。

これに加えてハワイという立地上、魚介類が豊富です。マグロを醤油だれに漬け込んでご飯の上に乗せ、ごまを振りかけて食べる「ポキ丼」や、トマトとサーモンのサラダ「ロミロミサーモン」などローカルな魚介料理がたくさんありました。

●和食の欠点を補う食べ方

さらにヒロ地区の食生活ですばらしいのは「適塩」です。温暖な気候のハワイでは1年中果物や魚が取れますから、食品を保存するために塩を使う必要がありません。

感心したのは「蒸し料理」を上手に取り入れているところです。肉や魚をタロイモの葉で包んで蒸し焼きにする「ラウラウ」という料理などは、人が集まるときには欠かせないものでした。蒸し調理をすることで、素材のうまみが引き出され、塩がなくてもおいしく食べられるのです。

1995年に70代以上の高齢者を対象に行った調査では、1日の食塩摂取量は6グラム。当時、日本で最も塩分摂取量が少なかった沖縄よりも、さらに

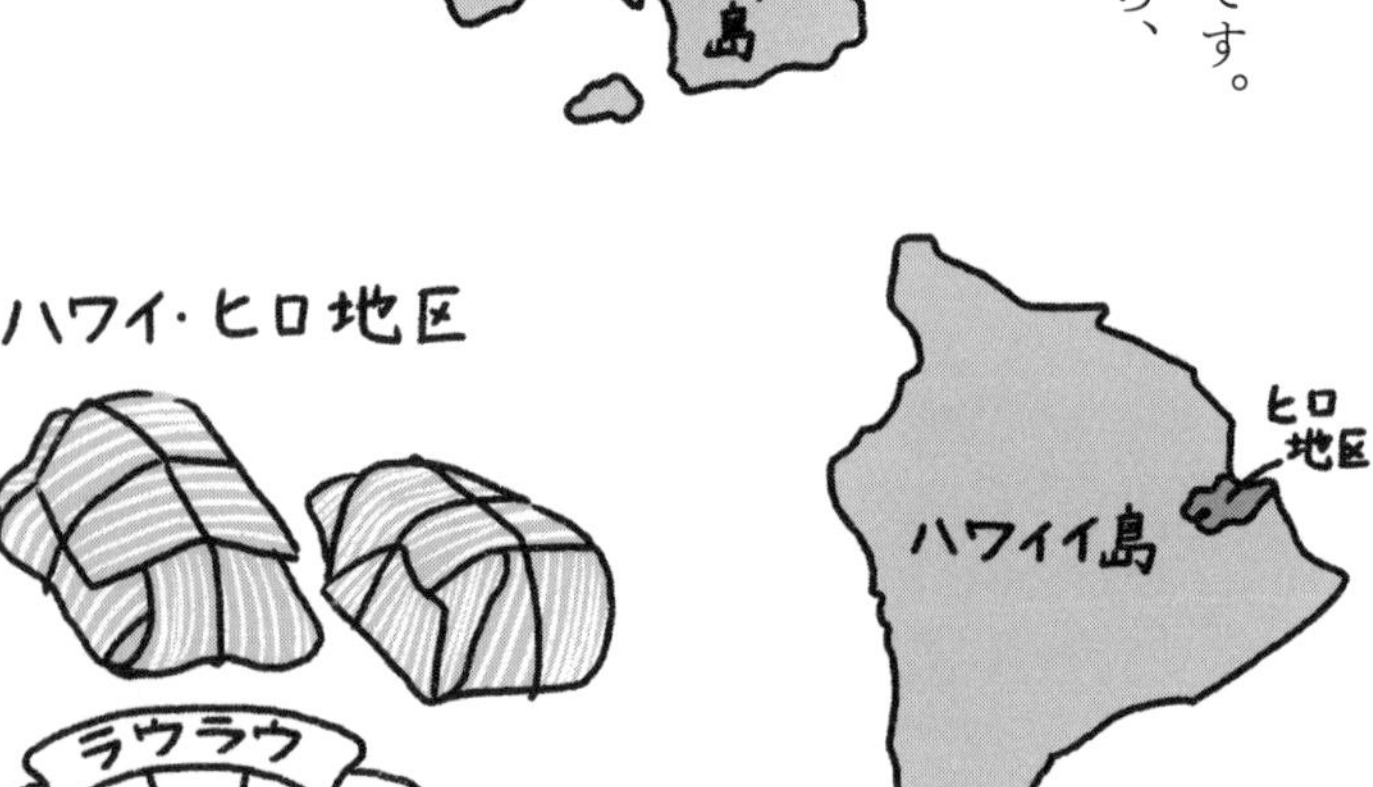

食塩の摂取量が少なかったのです。

またたんぱく質の濃度を示す尿中の「アルブミン値」も高いのです。これはたんぱく質をしっかり摂っているということです。さらには動脈硬化の原因となるコレステロールも理想的な範囲でした。

このように魚料理を取り入れつつ、沖縄の伝統食を守った結果、ヒロ地区は沖縄を超え、世界有数の長寿地域となったのです。

和食の欠点として①たんぱく質が足りない、②塩分の摂りすぎ、ということが挙げられますが、ヒロの人たちは伝統的な和食（沖縄料理）を維持しながら、上手に和食の欠点を補うことで、まさに理想的な食生活を送っていたのです。

ハワイ・ヒロ地区の人々の食生活のポイント

・伝統的な沖縄料理が食べられている
・魚介類をたっぷり摂っている
・減塩・適塩

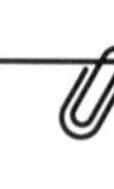

ブラジル・カンポグランデ　〜ハワイと対照的、驚きの食生活

●塩分は脂肪の吸収を高める

これと対照的な結果となったのは、ブラジル・カンポグランデです。

この地には1990年に健診に赴（おもむ）きました。カンポグランデはサンパウロから西に800キロほど内陸に入った町です。ここも沖縄から多くの人が移住し、今も二世、三世が多く住んでいます。

サンパウロには日本人街があり、日本の食材も手に入るのですが、都市から離れたカンポグランデでは日本の食材はほぼ売られていません。その結果、移民の子孫たちは和食を食べる習慣はほとんどなくなってしまっていました。

彼らがもっぱら食べているものはサバンナで育った牛肉です。値段もとても安いので、大量に食べられていました。たんぱく質は十分です。

しかし問題はその食べ方です。ブラジルで有名な「シュラスコ」という料理なのですが、大きなブロック肉を串に刺してあぶり焼きをして、焼けた表面からそぎ取って食べていくという豪快な食べ方です。大きな塊のまま焼くため、脂はそれほど落ちません。

しかも味付けには岩塩をたっぷり擦り込みます。

「脂と塩」という組み合わせは健康にとっては最悪です。脂の過剰摂取は肥満を呼び、動脈硬化や高脂血症につながります。塩の過剰はご存知のように高血圧の元。それぞれ健康にデメリットがある上に、塩分は脂肪の吸収を高めてしまうのです。

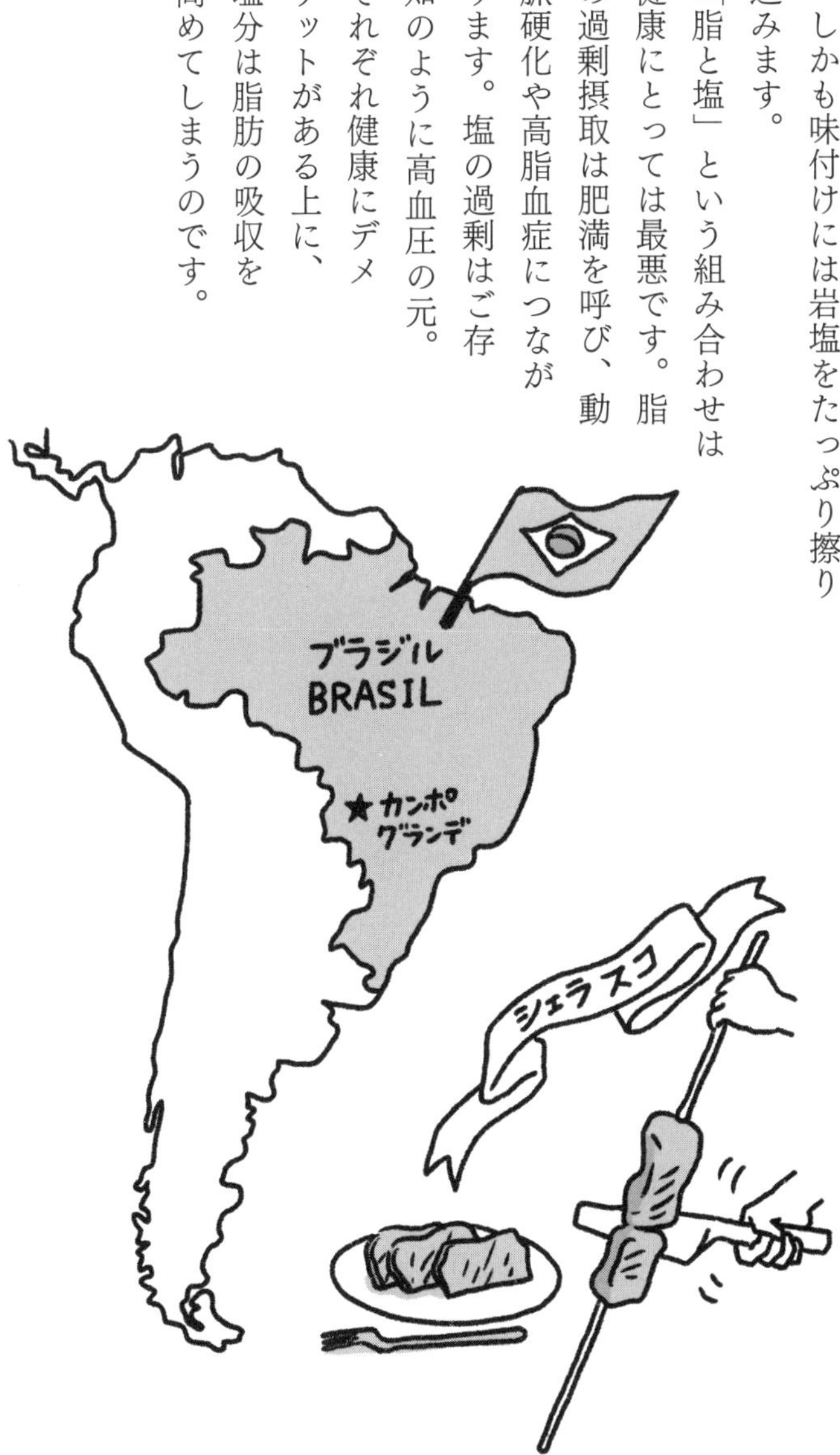

●大豆は家畜のエサ!?

実はブラジルはアメリカに次ぐ大豆産地です。しかしブラジルでは大豆を食べるという習慣はほとんどありません。生産された大豆は人間の食用ではなく、大豆油を絞ったあとは、家畜のエサとして用いられているのです。日本人からすればひじょうにもったいないことに思えますが、日本食に限らず、大豆を使った食品はほとんど作られていません。

こうした食生活を続けた結果、カンポグランデの人の健康状態はどうであったでしょうか。

高血圧、心筋梗塞、糖尿病といった生活習慣病にかかっている人が多く、中でも糖尿病を患う人がとても多くいました。50代前半の人は4人に1人が高血糖。心電図に異常が現れる人も多く、異常のある人はなんと日本人の2倍です。

当然肥満、高血圧も多く、寿命も長くはありません。当時の日本人よりも17年も平均寿命が短かったのです。

カンポグランデの人々の食生活のポイント

・脂が落ちない料理法で大量の肉を食べている
・塩分の濃い食事

・大豆の産地であるのにほとんど口にしない

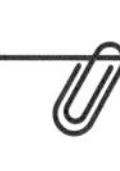

長寿と短命が両方ある地域

シルクロード・新疆ウイグル自治区(中国)〜野菜を食べない民族・食べる民族

●長寿地域と短命地域がはっきりと分かれている理由

シルクロードの秘境・新疆ウイグル自治区は中国の西端にあり、ウイグル族、カザフ族、モンゴル族など実にさまざまな民族が暮らしています。ここには1987年から2年にわたって調査に訪れました。

この地区はひじょうに興味深いことに、長寿地域と短命地域がはっきりと分かれているのです。

まず長寿者が多いのはトルファン、ホータンといった、ウイグル族がすんでいる地域です。ウイグルの人々はムスリムで、イスラム教を信じています。

逆に短命なのはカザフ族の多いアルタイ地方。こちらはアルタイ山脈の山奥の村です。

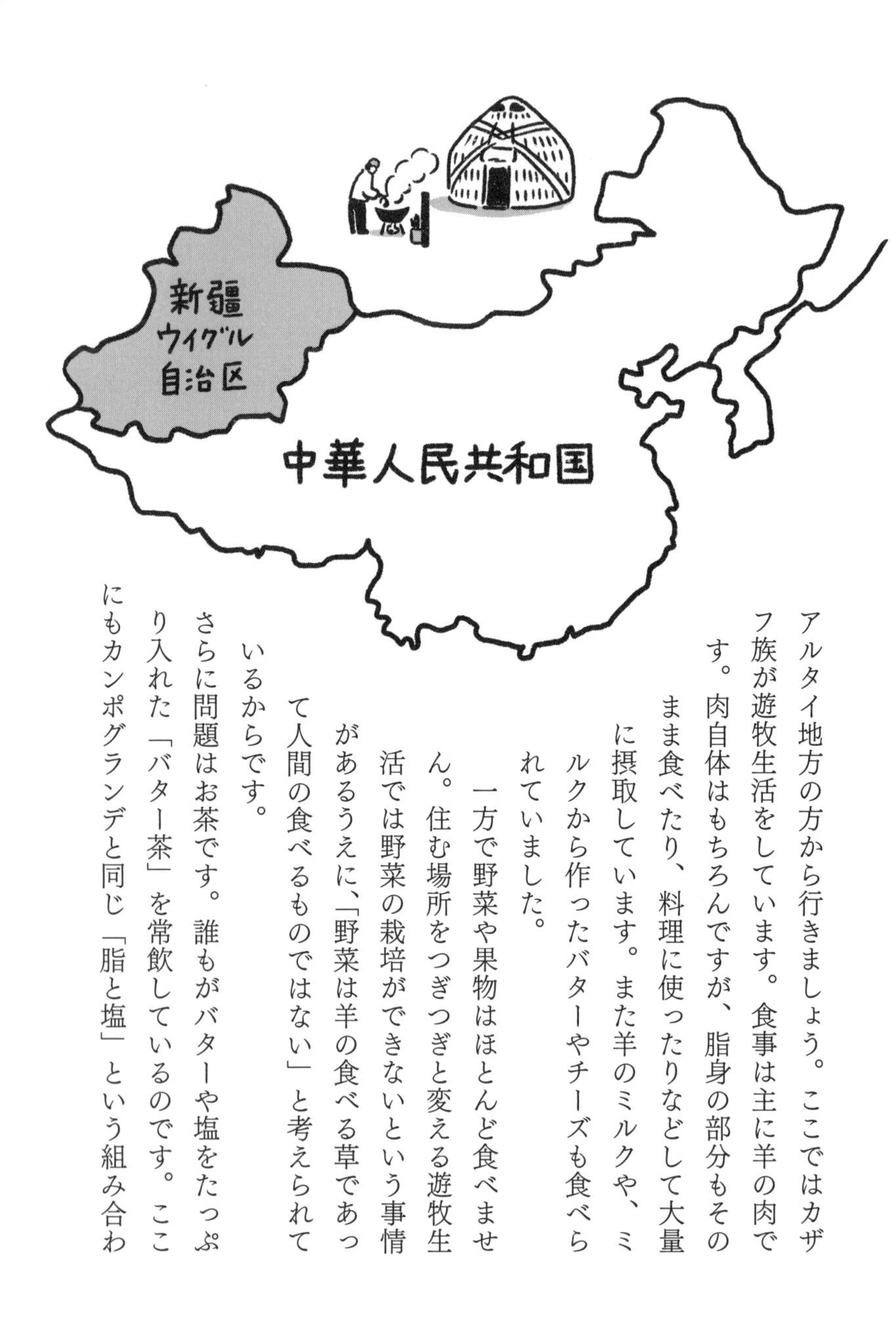

アルタイ地方の方から行きましょう。ここではカザフ族が遊牧生活をしています。食事は主に羊の肉です。肉自体はもちろんですが、脂身の部分もそのまま食べたり、料理に使ったりなどして大量に摂取しています。また羊のミルクや、ミルクから作ったバターやチーズも食べられていました。

一方で野菜や果物はほとんど食べません。住む場所をつぎつぎと変える遊牧生活では野菜の栽培ができないという事情があるうえに、「野菜は羊の食べる草であって人間の食べるものではない」と考えられているからです。

さらに問題はお茶です。誰もがバターや塩をたっぷり入れた「バター茶」を常飲しているのです。ここにもカンポグランデと同じ「脂と塩」という組み合わせがありました。

この結果、ここの人たちは血圧が高く、きわめて短命でした。50代で脳卒中になるケースも少なくなく、そもそも60代以上の人をあまり見かけませんでした。

●砂漠の中のオアシス都市は豊かな食材に恵まれている

アルタイと対照的だったのがトルファンやホータン。どちらも砂漠の中のオアシス都市です。

ここの人たちはオアシスの豊富な水を利用して野菜や果物を栽培していました。私たちが訪れたときは、ウリやスイカ、アンズ、ブドウなど多種多様の野菜や果物が市場に並んでいます。

さまざまな野菜料理が食卓に並ぶ中、特にニンジンなどの野菜と羊の肉を炊き合わせた「ボロー」という炊き込みご飯は実にすばらしいものでした。炭水化物、たんぱく質、食物繊維、カロテンなどの抗酸化栄養素がこの1品でいっぺんに取れるのです。しかも、これがまたひじょうにおいしい。世界最高と呼びたいほどの絶品長寿食でした。

さらにボローと一緒に食べる羊料理「シシカバブ」がまたいいのです。肉の脂を落とす焼き方をしており、味付けはカレー味の香辛料。これだと塩は少なくてすみます。

またここの人たちもお茶をよく飲みますが、塩やバターは入れません。「酢乳」と呼ばれるヨーグルトもよく飲まれていました。

はたしてここの人たちの健診結果はというと、予想をはるかに上回るほどのすばらしいものでした。50代の前半で高血圧、高脂血症、肥満は当時の日本より確実に少ないのです。衛生状態さえ良ければ日本をしのぐ長寿地域になっていたはずです。

実際に100歳以上の高齢者が元気はつらつと暮らしているのが印象的でした。

アルタイの人々の食生活のポイント

・主食の羊肉を脂身もそのまま大量に摂取
・野菜や果物をほとんど摂らない
・塩入りのバター茶を大量に飲む

トルファン、ホータンの人々の食生活のポイント

・野菜や果物を豊富に摂取している
・脂を落とす調理法で肉を食べている
・ヨーグルト、塩やバターの入らないお茶を飲んでいる

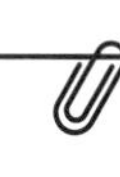

中国・貴陽 ～長寿の最強食材・大豆を食べつくす知恵

●長寿の秘密見つけたり

中国の南西部に位置する貴州省の首都・貴陽。昔からここは、長寿地域として知られているところです。脳卒中や心臓死が少ないばかりでなく、がんの発生率も少ないといわれていました。心臓死とは心筋梗塞など心臓病による死亡のことです。

しかし私たちが調査を開始したときは、データも統計もなく、その理由はわかっていませんでした。中国の研究者から「長生きの人が多い理由をぜひ調べてほしい」と頼まれて調査に出かけることになりました。

この地域はほぼ全体が高原地帯です。飛行機で降り立った瞬間、「主食は米ではないだろうな」と思いました。

というのも土地がカルスト台地で、山肌には石灰岩の白い地層がいたるところに見られたのです。これでは稲作や畑作には向きません。

予想通り、現地の人が主食として食べていたのが大豆やとうもろこしでした。特に大豆は豆腐、厚揚げ、納豆、乾燥させた保存食、チーズのようなものまで、ありとあらゆる種類の加工品があるのです。貴陽の人の大豆の食べ方については後にも述べましょう。

またすばらしいのは山菜の活用でした。野生のシソの葉を裏庭から取って来て煮込んで食べるのです。シソは抗酸化力が高い植物ですから、動脈硬化を防ぎます。地質の関係で、畑のない分、こうして自生している山菜で野菜の栄養分を補っているのです。

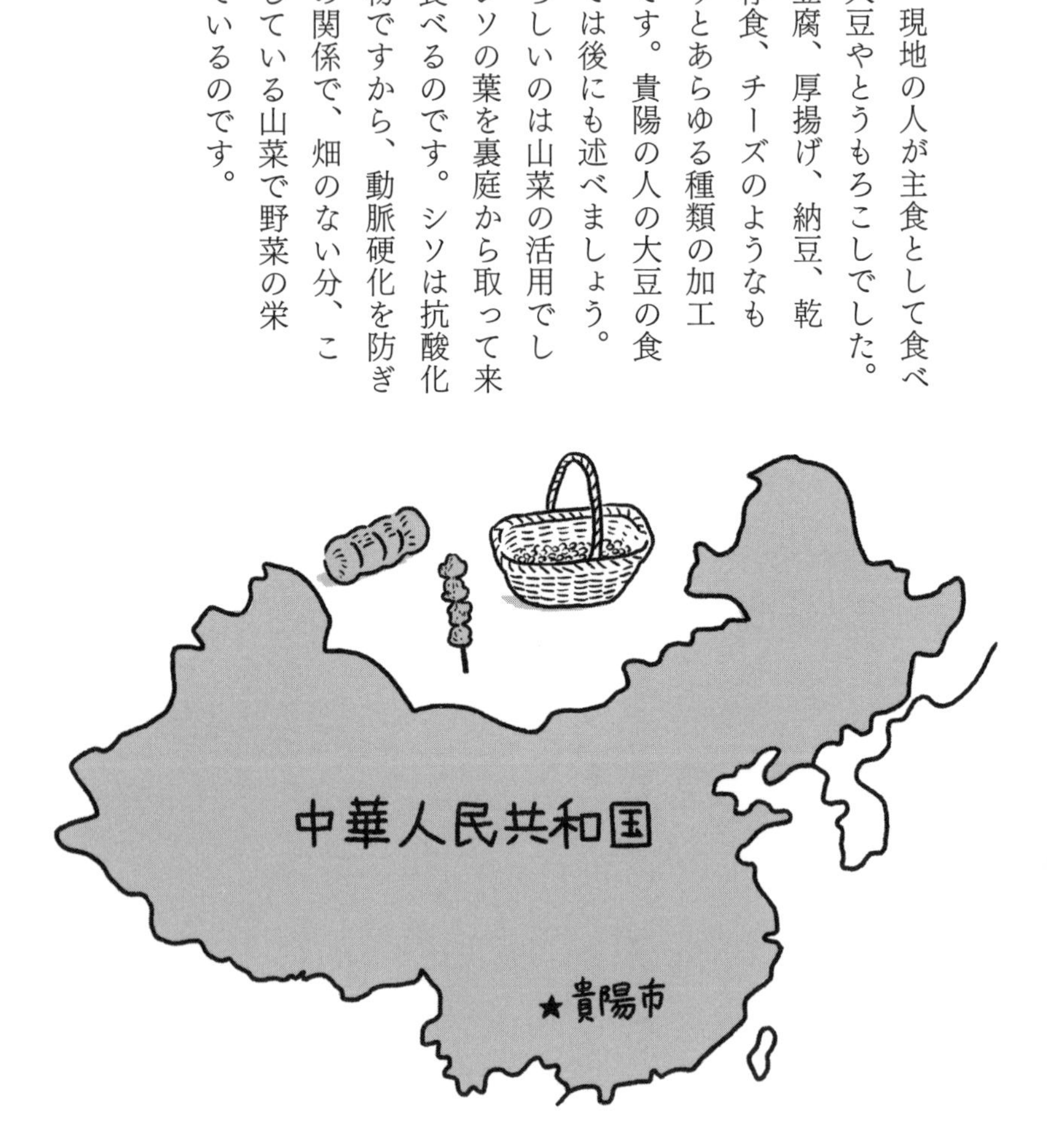

●「カテキン」の力に驚く

驚いたのは現地の人の歯です。みんな真っ黒な歯をしているのですが、虫歯ではありません。というよりも虫歯はひじょうに少ないのです。また50代で残っている歯の数を調べると、日本人の50代より多いことがわかりました。

実は貴陽のある貴州省はお隣の雲南省と並ぶお茶の産地です。現地の人は毎日多量に黒茶（プアール茶）を飲んでいます。歯が黒いのは虫歯のせいではなく、お茶のしぶ、つまりカテキンによる着色だったのです。

カテキンは歯を強くするだけでなく、動脈硬化を防ぎ、認知症の発症を減らす効果があります。貴陽が長寿地域なのはお茶の効用もあるのだと思いました。

貴陽の人々の食生活のポイント

- 大豆、とうもろこしを主食としてふんだんに食べている
- 畑のない分、山菜を利用
- お茶を大量に飲む

Dr.ヤモリの健康メモ 健康長寿を達成する「心の栄養」

貴陽でも後に述べるコーカサス地方でも、長寿地域ではとにかくお年寄りが元気です。みなさん毎日の生活を楽しんでいるのには感心させられました。

野菜を食べ、ヨーグルトを飲んでいますから、快食快便です。そうしたらおいしいものがおいしく食べられて毎日楽しいですよね。

しかもこうした地域は日本と違って大家族です。お年寄りを中心に食卓を囲み、おしゃべりや歌を楽しみながらゆっくりお酒を飲んだり、食事をしていました。

年長者として尊敬され、大切にされている高齢者は生き生きしていました。

そうした姿を見るにつけ、長生きのためには身体の栄養だけでなく、心の栄養も大事であることを痛感します。それは長寿ナンバー1に躍り出た香港において感じたことでもあります。

短命地域

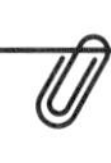

オーストラリア・アボリジニ 〜アボリジニが短命になってしまった悲しい理由

●絵にかいたような欧米型の食生活の果てに

オーストラリアの先住民アボリジニの調査に行くことは、世界調査が始まった当初からの念願でした。

というのも平均寿命が当時(1991〜1996年)で男性56・9歳、女性61・7歳と、オーストラリアの平均寿命に比べて20年も短いのです。世界的に見ても短命でした。

実際に健診をしてみると大変なことがわかりました。肥満の率がひじょうに高く、糖尿病、高血圧症もひじょうに多いのです。20代ですでに高血圧という人も珍しくありませんでした。

20代ではすでに3人に1人が高血圧で、50代では60%が高血圧を患っており、糖尿病も40%で、高脂血症の人は70%、これまで調べた50代の肥満は世界平均の6倍でした。これでは長生きできるわけがありません。

都会に住むアボリジニが食べているものはというと、なんとファストフードでした。ハンバーガーなど高脂質で高カロリー食。小麦、砂糖、塩、脂肪と、典型的な欧米の食文化です。

ところが同じアボリジニでも海岸部に住み、魚を食べる習慣の残っている地域の人たちは、肥満が少なく、元気な高齢者もたくさんいました。

なぜこんなことが起こってしまったのでしょうか。それはアボリジニの悲しい歴史が関係しています。

●もとは豊かな食生活をしていたアボリジニ

もともとアボリジニたちはオーストラリアの海岸部の肥沃な土地を移動しながら、狩りをしたり、木の実をとって食べたりという生活を送っていました。貝や魚、そして日本人と同様、海藻を食べる習慣もありました。なんと8000年前からウナギの養殖をしていたといいます。取ったウナギは燻製にして食べていたようです。海岸部で豊富に獲れる貝を常食していて、山のような貝塚が遺っています。要するに栄養学に照らし合わせても、ひじょうに理に適った、すばらしい食生活をしていたのです。

ところが18世紀以降、ヨーロッパから移り住んだ入植者たちは、アボリジニたちを追い出し、土地を奪ってしまったのです。

さらに入植者たちはアボリジニを乾燥した内陸部の居留区に押し込み、食料として小麦、砂糖、塩、ラードといった白人の食べ物を与え、労働力として駆り出しました。アボリジニたちは伝統的な食生活を失い、白人の食べ物に頼らざるを得なかったのです。

そこに貧困が追い打ちをかけます。アメリカの調査でも明らかになっていますが、貧困層はファストフードに頼りがちで、野菜や果物は食べません。

その結果が、アボリジニのひじょうに短い平均寿命として現れてしまったのです。

アボリジニの食生活のポイント

- 高脂質・高カロリー食
- 新鮮な野菜や果物をあまり食べない

エピソード 2 アボリジニと日本の共通の「神話」とは

アボリジニについては1985年の研究スタート当初から調査に行きたいと願って

いたのですが、実際に行けたのは２００４年。６１地域の最後、６１番目でした。

なぜかというとアボリジニにとって尿や血液はとても神聖なものだから、絶対に人に渡さないというのです。乾燥した地域ですから、尿も水分として活用していたのではないでしょうか。だから調査には協力できないと拒絶されていたのです。

最初に窓口となって交渉をしてくれたのは白人の学者でしたが、アボリジニは白人から迫害された歴史がありますから、白人を信用していないらしく、一向に話が進みません。困り果てて、最後は直接交渉に出向きました。

「日本は今や世界一の長寿国だが、アボリジニの人は６０歳以上がいないぐらいの短命でしょう。この差は食事です」とアボリジニの人の前で力説すると、その中に女性の栄養士さんがいて、興味を示してくれたのです。

昔の中国のことわざに「将を射んと欲すれば先ず馬を射よ」とありますが、我々もそれにならって、彼女を日本に招待して、長寿国・日本の食生活を体験してもらいました。そして「こうやって尿を調べて比較すれば、見事に栄養の状態がわかりますよ」「短命のアボリジニが長寿になる方法をともに研究しましょう」と説得したら、「わかりました」と納得してくれて、それでようやく調査に入ることができたのです。

興味深いことにアボリジニに伝わる人類発祥の神話があって、「夫婦の神が地上に降り立ち、まず島を作った」というのです。どこかで聞いたことがありませんか？　そう、日本におけるイザナミとイザナギの神が日本に8つの島を作ったという話と酷似しているではありませんか。不思議なものです。

それを話すと「いやいや、それはこちらが元祖である」と言われてしまいました(笑)。そんなことで仲良くなって、スムーズに調査に協力してもらうことができました。神話が取り持ってくれた関係です。

Ⅱ ゲノムプラス ～栄養はゲノムを超える

長寿は「遺伝」か「環境」か

世界25か国61地域を回って、食と健康が寿命に深い関係があることがわかって来ました。長寿地域も短命地域もそれぞれ行ってみたことで、学ぶものがひじょうに多くありました。

しかし健康や寿命の話をすると、多くの人は食事よりも「遺伝」を心配されるのです。

「親が脳卒中になったから自分も将来が不安だ」
「家系にがんが多いから自分もがんになるのではないか」
「食生活に気を付けても短命に終わるのではないか」
などといったようにです。

たしかに私たちは両親から遺伝子を受け継ぎますから、高血圧やある一定の病気になりやすいという「負の遺伝子」を受け継いでしまっている場合もあります。

しかしたとえ「負の遺伝子」を持っていても、食生活に気を付けることで、リスクを抑え込み、健康長寿を達成することは十分に可能なのです。私たちの生命は遺伝子ですべてが決定されるわけではけっしてないのです。

このような考え方を私たちは「ゲノムプラス（Ｇｅｎｏｍ＋）」と呼んでいます。

ゲノムとは生き物が「生きるために必要な情報のワンセット」です。遺伝子もこの中に含まれます。食はゲノムを超えていくということです。

カンポグランデで実証された「ゲノムプラス」

実は、先に紹介した短命地域・カンポグランデには「その後」があります。

当初４００人を対象に健康診断を実施したのですが、その中から高血圧や高脂血症、高血糖など生活習慣病の疑いの高い１００人を選んで「栄養改善研究」を行ったのです。

１００人をいくつかのグループに分け、あるグループにはワカメの食物繊維が１日分５グラム含まれたカプセルを摂取してもらい、別のグループにはイソフラボン１日分５０ミリグラムの入った大豆の胚芽をふりかけなどにして毎日、１０週間にわたってとってもらいました。

また別のグループには魚の脂分であるＤＨＡ１日分３グラムが含まれたカプセルを摂ってもらいました。

驚いたことにこの研究を開始して3週間で、以下のような顕著な効果が現れました。

・ワカメを摂取したグループでは高脂血症や動脈硬化の元凶となる悪玉コレステロール値が下がった
・イソフラボンを摂った更年期の女性は血圧やコレステロール値が改善、骨からカルシウム成分が溶け出るのを抑えていることもわかった
・DHAを摂取したグループは血圧が下がった

わずか数週間の実験でも、大豆や魚、海藻といった日本や沖縄の伝統食材を摂ることで、一度は失いかけた健康長寿を取り戻せる可能性があることがこの研究で証明されたのです。

エピジェネティクスという新学説

ヒトのDNAがすべて解析されたことで、「すべての病気はDNAで予知もできるし、治療の方法もわかる」と医学界や薬学界は一時期沸き立ったのですが、実はそのころ、「いや、健康になるためのDNAがあっても、それにスイッチが入らないと意味がないんだ」という学説が着目されるようになってきました。

それを「エピジェネティクス」と言います。

みなさんはオードリー・ヘプバーンという役者をご存じでしょう。『ローマの休日』や『ティファニーで朝食を』などの主演作で有名な女優さんですが、彼女は1929年生まれで、第二次大戦中にはオランダで暮らしていました。この当時のオランダはドイツ軍が占領していたこともあり、食糧不足はひじょうに深刻で、戦争末期にはチューリップの球根を食べて暮らしていたそうです。このために彼女は戦争が終わったあと、貧血、ぜんそく、黄疸などの症状に罹っていたと言われます。

オードリー・ヘプバーンは終生、スリムな体型でいましたが、これは彼女のダイエットの努力などではなくて、10代のころの絶食のため、その後はいくら食べても太れなくなったと言われています。これは、摂り入れた栄養分を消化するためのDNAのスイッチが、食糧不足のためにオンにならず、それが一生続いたのだとエピジェネティクスの研究者たちは解釈しています。

オランダの戦時中の飢餓については大規模な研究があって、胎児期、特に妊娠初期の飢餓が心疾患、糖尿病、高血圧の発症を増やしたことがわかっています。イギリスのバーカー博士は、出生時低体重児は高血圧で血糖値も高く、虚血性心疾患が多いことを最初に報告しています。日本でも、本書の監修者である森真理が出生時に体重の少なかった女子中高生たちに、すでに血圧が高い例があることを見ています。

今、日本では肥満度（ＢＭＩ）の低すぎる痩せ型の若い女性が増え、そのために低体重児の出産が先進国の中では異常に高く、全体の1割近くに達しています。諸外国からの報告では、低体重出生児には40歳以降に、前述のような生活習慣病のほか、うつ病や認知機能の低下が見られています。

話を戻せば、大豆や魚、海藻といった食事を続ければ、ＤＮＡのスイッチがいい方にＯＮになることが期待でき、とりわけ若い女性の食生活にとっては重要なことなのです。これらは今後の研究を待つ必要があるものの、ひじょうに重要な学説であると言えるでしょう。

エピソード3 24時間採尿であなたの「健康度」がわかる

世界中の人の尿を集めたユリカップ。ひじょうに手軽に24時間の尿を調べることができ、なおかつ持ち運びがしやすいというスグレモノです。

日本でもこのユリカップが普及すれば、誰でも自分の栄養状態を知ることができ、病気の予防や健康管理にひじょうに役立つはずです。

ちなみに血液検査でも栄養状態はわかります。しかし血液はホルモンなどが作用して、ある程度「調整」し、一定のレベルに持って行こうとします。その点、尿は食べたものが正直に反映されるため、より正確な栄養状態がわかるのです。

このユリカップを使った栄養検査を、全国どこでも誰でも受けられるようにしたいというのが、私のかねてからの念願です。

ただ、ユリカップを使った尿検査といっても、それをどこの施設で行うかという問題があります。そこで思いついたのが薬局です。病院と違って地元の薬局であれば気軽に訪れることができます。

すると、大阪府寝屋川の薬剤師会が手を挙げてくれて、寝屋川市内の薬局での取り組みが始まりました。

市内の薬局にユリカップを置いてもらって、希望者に貸し出し、24時間の尿を採ってもらい、薬局に持ってきてもらいます。後日、検査結果を渡すときは薬剤師さんから栄養状態についてのアドバイスもしてもらえます。普段の食事で足りない栄養素、逆に摂りすぎている栄養素もわかるし、もちろん塩分摂取量もわかります。

実際に検査を行った人からはさまざまな感想をいただいています。

「自分がこんなに塩分を摂っているとは思っていなかった。これからはもっと減塩するように気を付けていきたい」

「意外にも自分の栄養状態が良好なことがわかった。今の食生活を自信を持って続けていけばいいことがわかってうれしい」

などといった具合です。

「先制医療」という言葉があります。病気にならないための医療、予防医療のことです。この言葉にちなみ、私は「先制栄養」という言葉を使っています。先制医療に先駆けて、病気予防のための栄養管理を行うという意味です。

ユリカップは先制栄養を実践するためにきわめて役に立ってくれるツールだと思います。

今、病院は病気になった人の治療で手いっぱいで、予防にまで手が回りません。そこで予防の部分を全国の薬局が担ってくれればこんなにいいことはありません。

薬局は全国にあり、その数はコンビニの数より多いそうです。全国の薬局にこの取り組みが広がることを私は強く願っています。

第3章 世界の「長寿食」はなぜ消えたのか？

Ⅰ「伝統食」が次々と消えていく！

前章で長寿地域・短命地域を紹介しましたが、長寿地域の食生活はどこもひじょうに勉強になり、私たちの食生活に取り入れたい知恵にあふれていました。

こうした長寿地域に対しては、その後の状況を知るためにも2度、3度と調査を重ねてきました。ところが、そのうち、私たちは世界の長寿村で大変なことが起こっていることに気付きました。

すばらしい長寿地域であったはずが、わずか何年かのうちに生活習慣病のリスクが高まり、短命化するケースが増えてきているのです。

それらの地域に共通していたのが「伝統的な食生活の崩壊」です。

世界の長寿地域が崩壊していく様はひじょうにショッキングであり、とても残念なことでした。いくつかの例をご紹介しましょう。

長寿地域の崩壊　その① グルジア・コーカサス地方

ビフォー　カスピ海ヨーグルトで100歳の長寿

コーカサスは黒海とカスピ海に挟まれた地域で、現在はロシア、アルメニア、アゼルバイジャン、ジョージアの4か国にまたがります。

中でも長寿で有名なのがグルジア。今は呼び方が変わってジョージアです。ここには1985年に調査を開始して、真っ先に訪れました。ぜひ長寿の理由を知りたいと思ったのです。

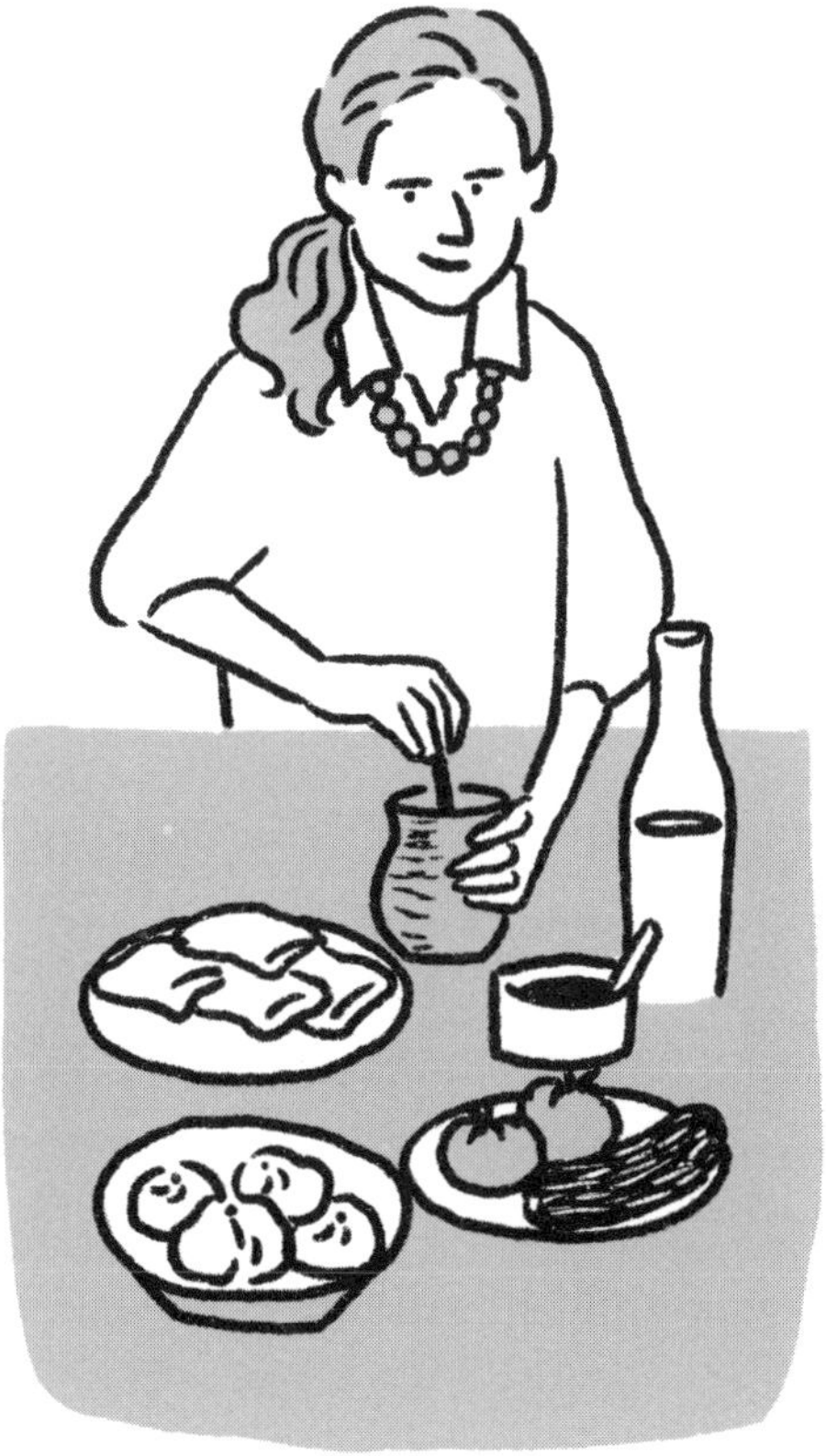

ここでは「センテナリアン」と呼ばれる100歳以上の高齢者が元気に暮らしていました。人口530万人のうち、センテナリアンが907人もおり、これは人口10万人当たり17人という計算になります。当時は沖縄以上の長寿地域でした。

意外だったのはここの人たちは「塩分」をかなり取っていることです。海抜1000〜1500メートルという高地ですから、冬場は気候が厳しく、塩分の多い保存食に頼らざるを得ないのです。結果として高血圧も多くなります。それなのに脳卒中が少ないのです。

さらには日本人の1・5倍から2倍も肉を摂っているのに心臓死が少ないのも謎でした。

ではこの地の人々はどんな食事をしているのでしょうか。

まず特徴的なのが、野菜や果物をふんだんに食べることです。私も現地の家で食事をご馳走になりましたが、どっさり出された野菜と果物だけでお腹がいっぱいになってしまうほどでした。

牛や羊の肉もよく食べられていましたが、ゆでたり、串焼きにするなど、脂を落とす調理法が用いられていました。また調理には香辛料がよく使われていました。香辛料を使うことで減塩につながります。

魚もよく食べられていました。近くの川でマスに似た淡水魚が取れるのです。海が近くになくても、魚が食べられるのはひじょうに恵まれた環境と言えます。

●長寿を支えるカスピ海ヨーグルト

そしてなんといっても「ヨーグルト」です。

現地の人たちは実によくヨーグルトを食べます。朝食も昼食も必ずヨーグルトが出てきます。それもドンブリ一杯ほどのたっぷりな量です。

どの家庭も牛を飼っていて、そのミルクを絞って自家製のヨーグルトを作るのです。だから家々で味が違うわけです。どの家も「うちが一番!」「うちこそ一番!」と自分の家のヨーグルトを自慢していました。

ヨーグルトはカリウムやマグネシウムを含むため、塩分の摂りすぎを打ち消し、脳卒中を予防してくれます。また良質のたんぱく質も多く含みます。たんぱく質は血管を強くしてくれて、高血圧を予防する効果があります。

グルジアは牧畜が盛んで、ハエも多く、お世辞にも衛生的な環境といえません。それでもみんな元気に長生きできるのは、ヨーグルトに免疫力を高める作用があるからなのでしょう。

ここの人たちが高血圧が多くても病気が少なく、長生きできる秘密は、たっぷりの野菜と魚、ヨーグルトにありました。

アフター ヨーグルトを食べなくなっていたグルジア人

ところがその後、2016年に訪れたときには、グルジアの食生活はすっかり様変わりしていました。なんといっても衝撃的だったのは都会のグルジア人がヨーグルトを食べなくなっていたことです。自家製ヨーグルトを作る家が激減していたのです。人々は山を下りて都会に暮らすようになり、牛を飼わなくなったためです。

かといって日本のようにスーパーでヨーグルトを買ってくるという習慣もありません。

今や冗談ではなく、日本のほうがホームメイドヨーグルトを食べている人が多いぐらいだと思います。

また魚も以前のようには食べられなくなっていました。

その結果、健康検査の数値も悪化し、生活習慣病のリスクがひじょうに高くなっていました。WHOの統計でも、男女合わせての平均寿命は72・6歳で、日本の84・1歳と10歳以上の差が出ています。ひじょうに残念なことでした。

エピソード4 日本中にブームをまき起こした「カスピ海ヨーグルト」

グルジアの家庭で作られていたホームメイドヨーグルト。私もいただいて飲んでみると、酸味は強くなく、まろやかな味で粘り気があり、とても飲みやすかったのです。

現地調査の当初は、参加者の1割から普段、実際に食べている食事を集めて、分析のために持ち帰っていましたので、ぜひこのヨーグルトの分析をしたいと思い、分けていただいて日本に持ち帰ってきました。驚いたのはいつまでたっても腐らないことです。

分析してみるとこのヨーグルトは「クレモリス菌FC株」と、後に命名された乳酸菌から作られていることもわかりました。この菌は生きたまま大腸に届き、免疫を活性化したり、血糖値の急な上昇を抑えるなど、さまざまな健康増進効果があります。腐らなかったのはこの菌のおかげで、雑菌の繁殖が抑えられていたからです。

これはいいと思い、自宅でも飲み始めました。持ち帰ったものをタネとして牛乳を足せばいくらでも増えます。

まわりの人にも分けていくうちに、自然と「ヨーグルトの輪」が出来上がりました。それが驚くほどどんどん広まっていき、NHKも2度ほど取材に来て、「自家製カスピ海ヨーグルト」としてちょっとしたブームとなりました。

その後、「フジッコ」が賛同してくれて商品化され、全国のスーパーに並ぶようになりました。

このヨーグルトが広まったことで「食で病気を予防し、人々の健康をサポートしたい」という私の願いがひとつかなったことが、なによりうれしいことです。

長寿地域の崩壊　その②　タンザニア・マサイ族

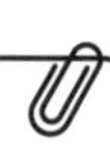

ビフォー　高血圧が1人もいないという奇跡

タンザニアのマサイ族を訪れたのは世界健診を始めてすぐの1986年でした。

アフリカの種族の中には、高血圧がほとんどいないという話があったので、そう簡単には接触できないマサイ族を健診したいと思っていました。今でこそマサイ族と交流する観光ツアーもあるようですが、当時のマサイ族はサバンナを遊牧しながら移動して生活しており、文明社会からは遠く離れた存在であったからです。WHOの会議でも「マサイ族の健診は不可能だろう」といわれていました。

ところが奇跡的な巡り合わせがありました。タンザニアの田舎で現地の人を健診していたところ、偶然にもマサイ族の青年2人が居合わせて、私たちの様子を興味深そうにじっと見ているのです。武者修行のために、故郷を離れて各地域を見て回っているとのことでした。

その青年たちの血圧を測ってあげると2人とも正常値です。「いい値ですね」とほめると、大変喜んでくれて、「それならば自分たちの村でも検査をして欲しい」とマサイ族の村まで案内してくれました。そこで健診が可能となったのです。

そこで驚いたのが、まあ見事に血圧の高い人がほとんどいないことです。平均で収縮期血圧116㎜Hgでした。これはもう日本だったら小学生の血圧です。

世界の平均では50代の前半で5人に1人は高血圧なのに、ここではほぼ全員が正常血圧です。思わず血圧計が壊れたのかと思い、自分の血圧を測ってみました。そうしたらビックリです。見たこともないほどの高血圧だったのです。マサイ族は短剣を下げ、槍を手から離しません。健診をさせてもらうにも大変なストレスで、私の血圧は上がりっぱなしだったのです。

それはさておき、採尿もしてもらいましたが、1日の塩分換算が2・5グラムで、ほかのどの地域よりも低い、最低値でした。マサイ族はほとんど食塩を取っていなかったのです。

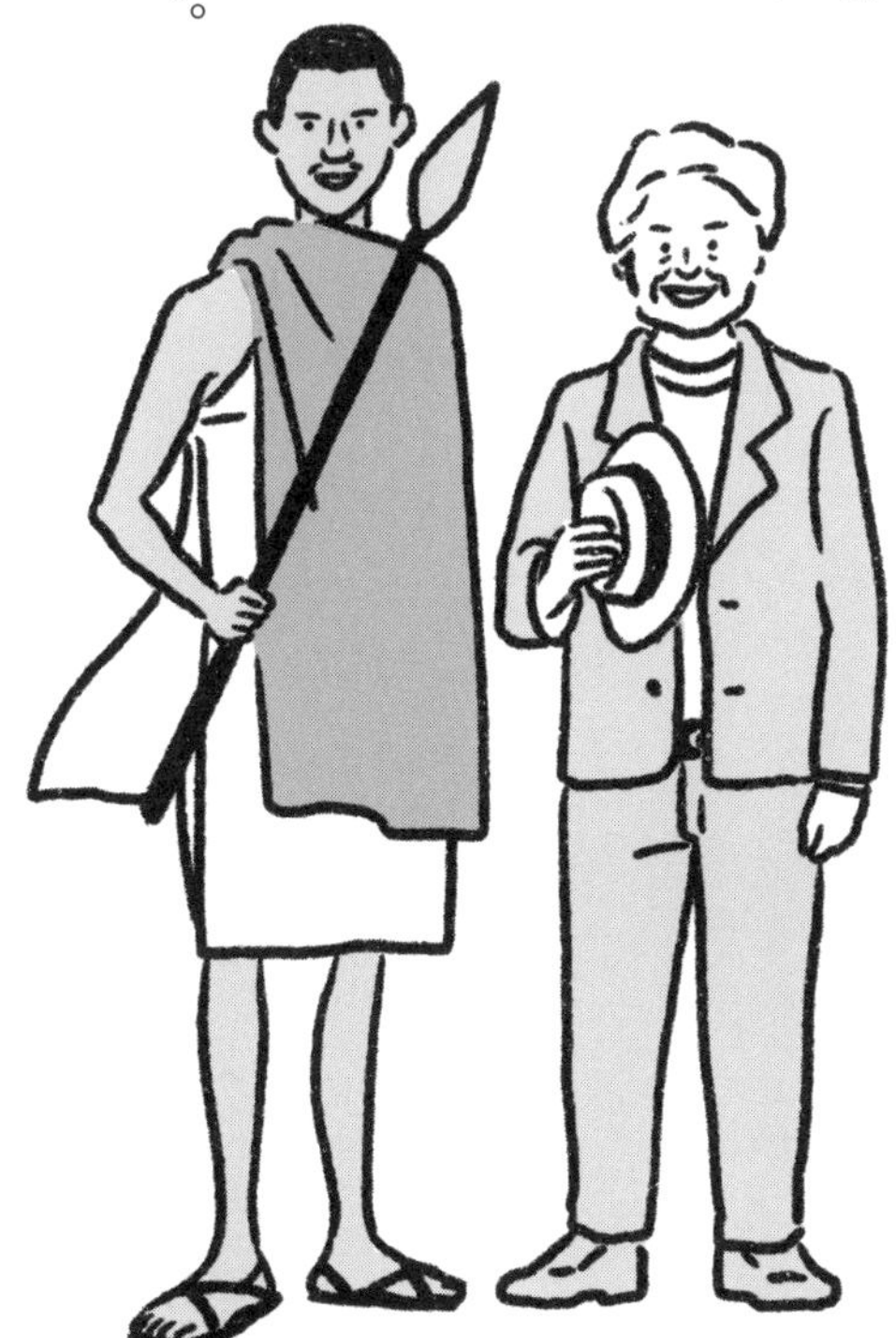

2・5グラムというのは、彼らが飲んでいる牛乳に含まれているナトリウム分を塩分に換算した量に等しく、塩分は牛乳から摂っていることがわかりました。

採血もさせてもらったところ、悪玉コレステロール値も低い。これでは生活習慣病がほとんどないと言えます。

●塩分がゼロ！　マサイ族の驚きの食事

ではマサイ族はどのような食事をしているのでしょうか。

まず彼らの主食は牛乳です。牛乳は「キブエ」というひょうたんに入れて持ち歩きます。すると中で発酵してヨーグルトになるのです。これを成人だと1日3リットルから4リットルも摂っていました。

私たちが初めて訪れたときにはあまりのハエの多さに驚いたものですが、マサイ族はどれだけハエがたかっても追い払うことなく、ハエの浮いた牛乳も平気で口にします。そのような衛生環境でも元気なのは、免疫力を高めてくれるヨーグルトのおかげなのでしょう。

↓アフター　塩を食べるようになったマサイ族

時は流れて、そこから10年以上たった1998年に3度目の調査に入ったとき、私たちは衝撃の光景を見ました。

10年前は食塩をまったく摂っていなかったマサイ族が、肉に塩を振りかけて食べているのです。

「塩をつけるとうまい」と言って、私たちにも塩で味付けをした肉を短剣で突き刺して勧めてくれたときの驚きといったらありません。

この時の調査では50代前半で12パーセント程度の高血圧の人がいました。前回は0だったのです。

全世界では50代前半で高血圧の人は20パーセント程度ですから、それに比べたらまだ低い数値とはいえ、この変化はひじょうに大きなものです。

現在はそれから20年以上も経っていますから、高血圧はもっと増えているかもしれません。

世界を回って調査するにあたって心掛けてきたことは、現地の人とできるだけ同じものを食べることです。

幸いにして好き嫌いもアレルギーもないため、出されたものはほとんどすべて食べてきました。ハエのたかったブドウを食べてお腹を壊してしまった話はP137で書いていますが、ネズミの丸焼きも食べたし、ゲジゲジにそっくりの虫の炒め物もいただきました。

が、ひとつだけ、どうしても食べられなかったものがあります。

それはマサイ族の村で勧められた「牛の血液」でした。

マサイ族の主食は1日平均3リットルも飲むミルクと述べましたが、それ以外に「特別のドリンク」があります。それは朝4時頃に牛の首を革紐で縛り、矢でついて、ほとばしる血をミルク（発酵してヨーグルトになっているもの）と混ぜて作るものです。

牛の生き血には鉄分やビタミンCが含まれていますから、ミルクで足りない分を補給することができます。朝4時というのも理由があって、前日食べた草のビタミンCがちょうど朝方に血中に流れるのです。

栄養学の知識があるわけでもないのに、ひじょうに理に適った栄養摂取をしているのです。

だからその血液入りヨーグルトはとても貴重で、まず妊婦さんが飲む。次に子どもが飲む。午後になっても余っていたら成人男性が飲みます。

その貴重な飲み物を「お客さんだからぜひ」といって私たちにも勧めてくれたのです。これには困りました。

牛には脳に穴の開く狂牛病という伝染病があります。これはさすがに生命の危機に及びます。命あっての物種です。申し訳なかったけれど、丁重にご辞退申し上げました。

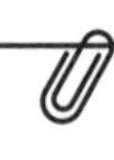

ビフォー 長寿を誇った時代の沖縄の伝統料理

長寿地域の崩壊の3例目は残念ながら日本・沖縄県です。

かつて「沖縄」といえば長寿県として知られました。

1975年の統計以来、沖縄の平均寿命は女性が全国第1位とトップを維持し、男性も80、85年には1位と、一貫して上位を守り続けてきました。1995年には大田昌秀知事（当時）が「世界長寿地域宣言」を出すに至っています。

メディアはこぞって伝統的な食事、温暖な気候、おおらかな県民性など、「沖縄の長寿の秘訣」を探ったものです。

まず沖縄では豚肉がよく食べられていることが知られます。肉だけでなく、内臓や頭部分（皮）、耳、豚足など、1頭を丸ごと食べつくします。内臓は鉄分やミネラルが豊富ですし、皮にはコラーゲンがたっぷり含まれています。

しかもどの料理もいったんゆでてから使うため、余分な脂肪分は取り除かれ、上質なた

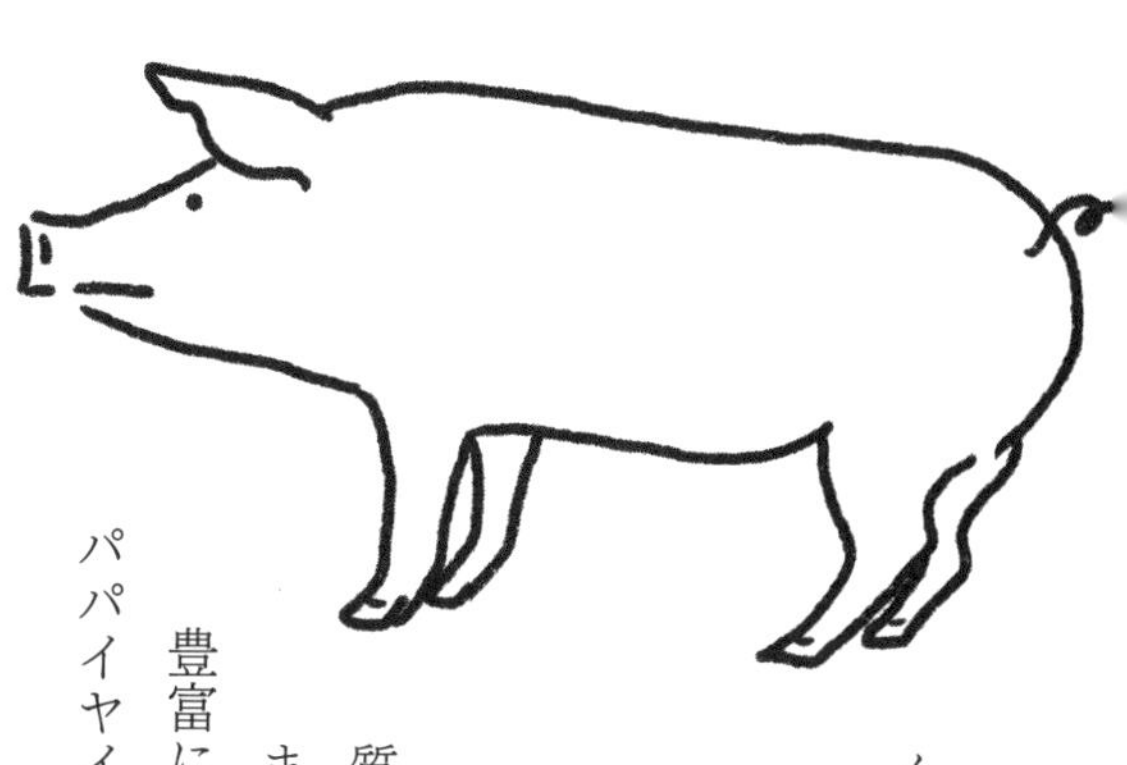

んぱく質を摂取することができます。
さらに、豆腐とゴーヤを炒めたゴーヤチャンプルー、豆腐ようなど、大豆を使った料理がひじょうに多いのも特徴です。
豚肉と大豆によって、日本のほかの地域では不足しがちな良質のたんぱく質をしっかり摂っていたのです。
また温暖な気候にある沖縄では新鮮な野菜や果物が豊富に取れます。ゴーヤを使ったゴーヤチャンプルー、パパイヤを使ったパパイヤイリチー、ニンジンの炒め物など、野菜を使った料理も多くあります。

●「適塩でかつ、おいしい」という理想の食事

さらにすばらしいのは、こうした料理がすべて「適塩」であることです。減塩食というと、病院の食事のように「味気ない」「物足りない」というイメージがあるかもしれませんが、沖縄の伝統食は「適塩」で、かつ「おいしい」を両立させているところがすばらしいのです。

沖縄は暑いところですから、豚肉などは保存のために塩を使います。しかし、それを塩抜きするために茹でて食べる習慣があり、その際に脂肪が抜けて、脱脂肪、減塩効果がある、すばらしいソーキそばのような伝統料理が育ったのでした。

こうした伝統的な料理を食べていた時代、沖縄の人たちの健康状態はひじょうに良好でした。私たちは1986年から長く沖縄に通い、琉球大学の協力を得ながら、沖縄の人の食生活を調査してきました。

琉球大学にも協力してもらって、24時間の尿採取をしたところ、食塩の摂取量は8・2グラム。1986年当時、日本人は10グラム以上の食塩を摂取していましたが、その中にあっては最も低い数値でした。

さらにコレステロール値も優秀。血液100ミリリットルあたり、平均180から200ミリグラムでした。これはもう世界的に見ても理想的な数値でした。まさに世界に誇る長寿地域だったのです。

アフター ファストフードが入り込んだ沖縄の食生活

異変は2000年に起こりました。

男性が前回の4位から26位と大幅に後退してしまったのです。さらに2010年には男性は30位、女性はトップを長野県に譲って3位となってしまいました。

長寿を誇った沖縄の凋落のニュースは驚きを持って伝えられました。

実は私たちはもっと早いうちから食生活の変化に気付いていていました。沖縄は米軍基地の駐留地でもあることから、早くからファストフード店が入ってきており、食の欧米化がどんどん進んでいました。それとともに肥満が増え、健診の数値も悪化していっていました。まさに沖縄が短命になるプロセスを目の当たりにしてきたわけです。

長寿宣言は1995年でしたが、その前から変化は徐々に表れていたのです。それはきっと県側も気づいていたことでしょう。

「今出さなければ、今後はもう出すことができない」というギリギリのタイミングで行ったのが長寿宣言だったのではないかと思うのです。

実際、沖縄が長寿県1位の座から陥落したのはこの長寿宣言から5年後のことでした。

最新の調査（2015年）は男性36位、女性7位と、さらに順位を下げています。

さらには65歳未満（30~64歳）、いわゆる働き盛り世代の死亡率は男性でワースト5位、女性も同じくワースト4位と、健康状態がひじょうに厳しい状況にあることがうかがい知れます。

エピソード6 長寿県沖縄を取り戻せ！「元気沖縄プロジェクト」

今、長寿・沖縄を取り戻す計画が進行しています。名付けて「元気沖縄プロジェクト」です。琉球大学の益崎裕章教授や、本書の監修者である東海大学・森真理准教授とともに、2040年までに沖縄の長寿を取り戻す取り組みを行っています。

まず小学生の尿検査を行い、一人一人にデータを返します。この「データを返す」ということが重要です。ナトリウムが多いから塩辛いものを食べている、カリウムが足りないから野菜が足りないと、子どもにも自分の食事の不足や過剰がわかります。

それから数か月してまた検査をすると、みんな数値がよくなっているのです。検査をするというだけで栄養状態が改善しているのです。子どもの食事が変わるということは、家庭の食事が変わるということです。すると当然、大人も変わっていきます。

こうして子どものうちから正しい食生活を身につけ、なおかつ沖縄の伝統料理を取り戻すことで、長寿県沖縄が復活してくれることを心から願っています。

II グローバリゼーションが長寿食を滅ぼす

長寿村が消滅した理由

長寿地域が消滅していった例を3つご紹介しました。ここに挙げたほかにも、すばらしい長寿文化が失われていくケースがありました。

エクアドルのビルカバンバなどもその例です。世界有数の長寿村だったのですが、「ビルカバンバで暮らせば長生きできる」とアメリカ人が大挙して押し寄せ、たくさんのリゾートホテルができたりした結果、現地の人々の生活にどんどんアメリカ文化が入ってきました。食生活もアメリカンスタイルに変化してしまいました。そのために、わずか14年で平均寿命が約10歳も短くなるほどの衝撃的な健診データが出たのです。

このビルカバンバも含め、どの地域にも共通しているのはほんの数年から十数年の間に食文化が崩壊していることです。

このようなことが起こる背景には「伝統的な食生活の崩壊」があったと述べましたが、それとセットで入り込んできたのが「グローバリゼーション」です。

経済のグローバリゼーションが起こったことにより、人やモノが驚くほどの規模とスピードで移動するようになりました。その結果、地球上のありとあらゆるものが、世界中で気軽に手に入り、食べられるようになりました。

それ自体は悪いことではないのですが、これによって「食の欧米化」が急速に進んでしまいました。特にアメリカのファストフードの普及は圧倒的でした。

欧米の食文化は一見、豪華で、手軽で便利です。油（脂肪）と糖がたっぷり入った食品は刺激的・魅力的です。しかも値段もかつてより大幅に安くなりました。

その結果、油を大量に使ったファストフードや、砂糖がたっぷり入った清涼飲料水が、あっという間に全世界に広がって行ったのです。

私たちが調査を始めた1985年は、まだ経済のグローバル化が進んでおらず、世界中どこも、その地方の特色が色濃く残っている時代でした。そういう意味では私たちの調査は世界の各地域の伝統的な食生活を知るための最後のチャンスだったかもしれません。

日本を抜き、長寿世界一になった香港

世界の伝統食が失なわれ、長寿村が消滅していく中、2000年代に入ってからぐんぐん平均寿命を延ばし、ついには世界一の座に輝いたのが「香港」です。

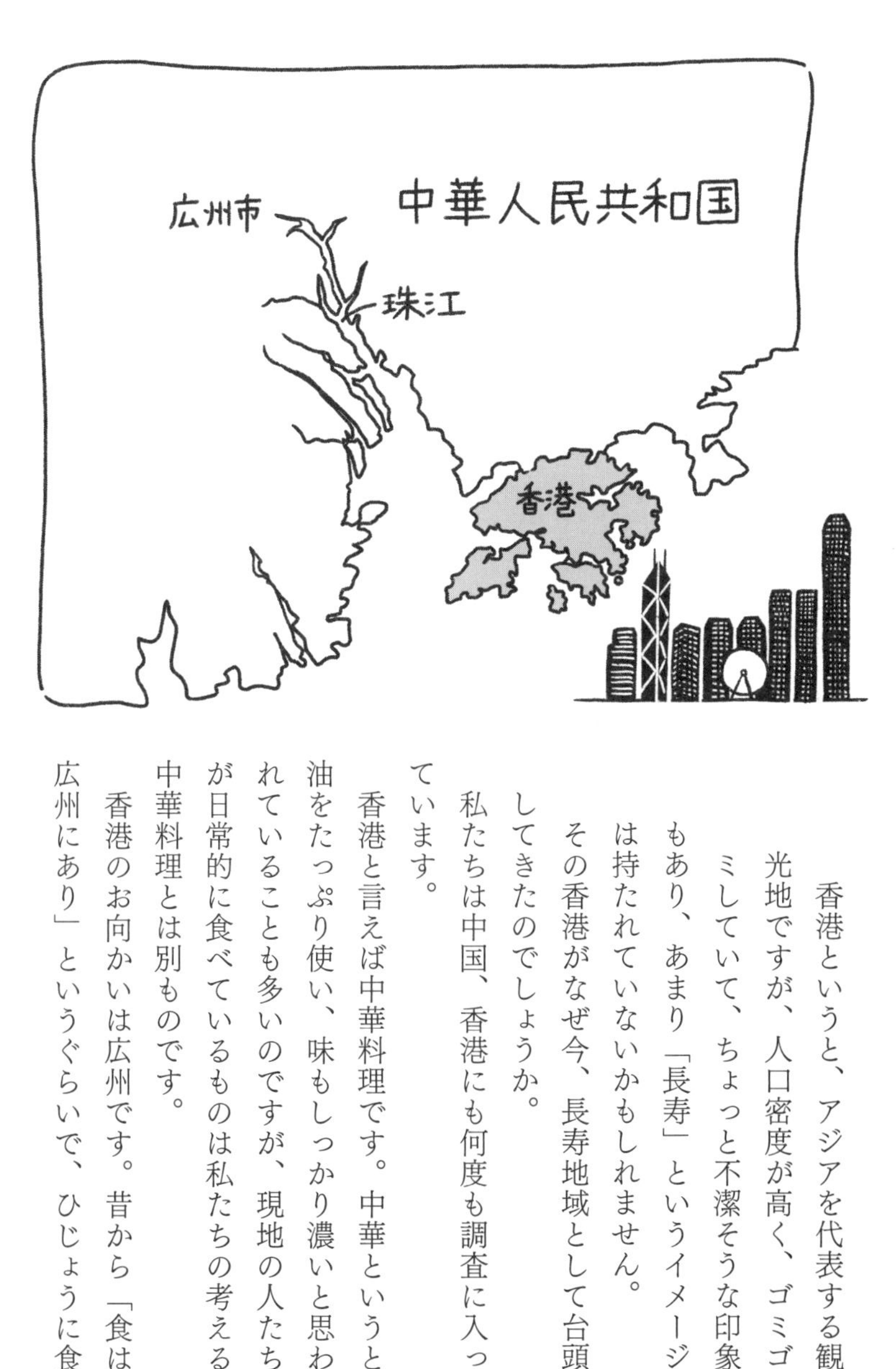

香港というと、アジアを代表する観光地ですが、人口密度が高く、ゴミゴミしていて、ちょっと不潔そうな印象もあり、あまり「長寿」というイメージは持たれていないかもしれません。

その香港がなぜ今、長寿地域として台頭してきたのでしょうか。

私たちは中国、香港にも何度も調査に入っています。

香港と言えば中華料理です。中華というと、油をたっぷり使い、味もしっかり濃いと思われていることも多いのですが、現地の人たちが日常的に食べているものは私たちの考える中華料理とは別ものです。

香港のお向かいは広州です。昔から「食は広州にあり」というぐらいで、ひじょうに食文化のレベルの高い地域として知られます。ですから食材は新鮮なもの、生きているものにこだわります。魚も鶏も生きているままで買って、各家庭でさばいて料理します。

また野菜や果物も豊富です。広州は温暖な気候で、農作物がよく取れますから、野菜や果物も鮮度のいいものがどんどん香港に入ってきます。

さらには豆腐や豆乳といった大豆製品を日常的に摂っています。豆腐は、海水を煮詰めて製塩した後の残液を「にがり」として使っています。このにがりには塩化マグネシウムがたっぷり含まれていて、豆腐は昔ながらの味です。

それから魚です。香港は海に面しており、魚介類がふんだんに取れます。野菜と果物、大豆、魚と長寿食材がそろい踏みしているのです。

こうした長寿食は大豆文化の源流である貴州省や、野菜や果物を乾物にして多く摂る新疆(しんきょう)ウイグル自治区など、大陸の各地から流れ込んできたものです。

自然と適塩が守られている理由

さらにすばらしいのは「適塩」です。新鮮な食材を使うから、塩で濃い味付けをする必要がないのです。素材を生かしたあっさりした味付けです。

また豊かな食材に恵まれているから、塩を使って保存食に加工する必要もありません。

だから香港のみならず、広州も高血圧の人がほとんどいません。広州にも2度調査に行っていますが、食塩の摂取量は1985年の1回目は1日で4・6グラムでした。

2回目の調査は1989年で、このときはだいぶん都市化、欧米化が進んでいましたが、それでも5・7グラムでした。広州には脳卒中についての統計はありませんが、血圧が平均107〜120と低く、おそらく脳卒中は少ないでしょう。

香港特有の「長寿の要素」

香港の人の食生活は広州とほぼ一緒と考えてよく、食に関してはひじょうに恵まれた立地にあるといえます。

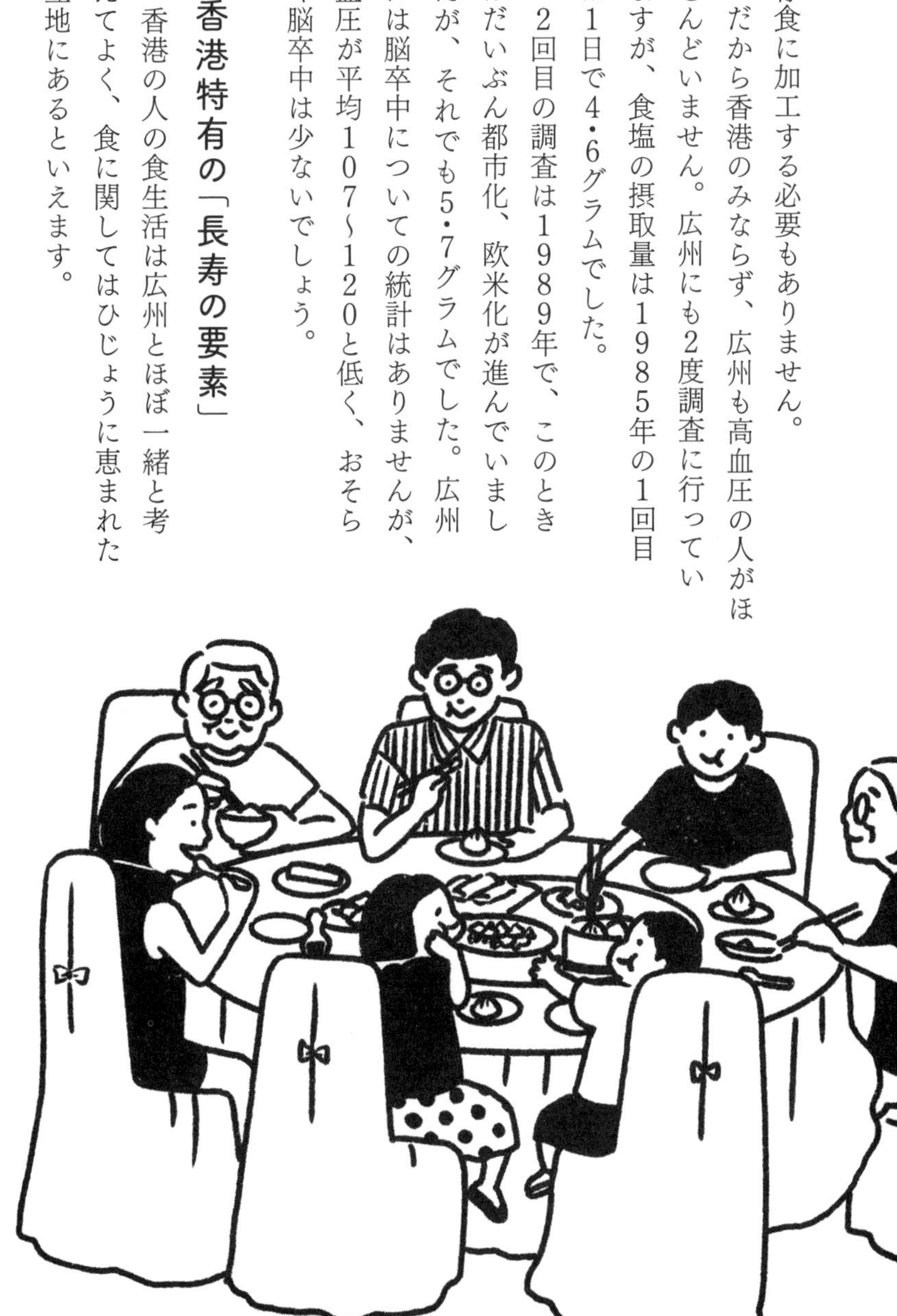

これにさらに香港特有の事情が加わります。狭い香港では住居はほとんどがアパートです。古いビルではエレベータがないものも少なくありません。さらに香港は立地上、坂が多いのです。つまりお年寄りも含めて、普通に暮らすだけでもかなり歩くことになり、自然といい運動になっているのです。

また香港のレストランでは、3～4世代の大家族が食事をしている光景をよく目にします。香港は土地が狭いけれど、それだけに近所に暮らしているので一族郎党がすぐに集まれるという利点があります。

その中でも年長者は食卓の中心です。儒教の教えがありますから、お年寄りは敬われ、大切にされているのです。これはほかの長寿地域とも共通する部分でもあります。

香港では食生活にプラスして運動習慣、さらに「心の栄養」が長寿を支えているのです。

グローバリゼーションの波に飲まれず、伝統的な食を貫く

香港は移住者の多い都市です。共産中国の時代、多くの人が香港に移住してきました。その結果として中国各地の長寿食の知恵が香港に集約しているのです。それは庶民の食文化としてしっかり根付いています。

冷戦終結後、経済のグローバリゼーションが起こっても、香港はその波に押し流される

ことなく、独自の伝統食を守ってきたのです。

調査に行って香港の元気な高齢者を見たとき、「これではいずれ日本は香港に負けてしまうだろう」と直感的に思いました。

野菜、果物、魚、大豆といった長寿食材を摂取していることでは、香港も日本も一緒です。しかし日本のほうが塩分が多いのです。日本人は醤油などで塩分を多用するため高血圧になり、脳卒中が多くなってしまうのです。

また、日本では、特に高齢の独居男性では孤食や外食が多くなっています。塩分摂取はおのずと増え、人との交流や笑う機会は減っていきます。これでは長寿からは遠ざかる一方です。

残念ながら私の予感は当たってしまい、その後、日本は香港に抜かれ、長寿世界一の座を譲り渡すこととなりました。

エピソード7 脳卒中はなぜ人間にだけ起こるのか？

脳卒中は人間にしか起こりません。動物は脳卒中にはならないのです。私が大学院で高血圧ラットの開発にいそしんだ理由は、動物実験のできるモデルがなかったからです。

ではなぜ脳卒中は人間にだけ起こるのでしょうか。

人間は地球上の生物の中で、最も脳が発達した生き物です。脳が発達する過程で血管も当然発達してきたわけです。

血管は普通、流れの方向に向かって伸びます。ところが脳の場合、流れとは逆の向きに、いわばUターンするように血管が分岐するなど、ひじょうに複雑な構造になっています。逆向きに分かれているところでは当然、血流が悪くなりがちです。高速道路をものすごいスピードを出して走っていたら、カーブを曲がりそこねますよね。それと同じです。

血圧が高いと、血管が逆向きに枝分かれしている先にまで血液が十分に流れず、酸素や栄養の補給が行きわたりません。すると脳の血管がダメージを受けてしまい、血管が詰まったり破れたりしてしまいます。これは要するに「栄養障害」です。

つまり脳卒中は栄養障害であり、逆に言えば栄養が十分に補給できれば脳卒中は予防できるのです。

第4章 世界中の食を調べてわかった「3つのS」

1 ついにわかった長寿食の秘密

30年間、世界61地域を巡って調べた「食と健康」の関係。壮大なデータを元に私たちは「世界の長寿地域の共通の秘訣」を見つけることができました。30年間という時間にも大いに意味があり、時間軸という角度から見ることでも伝統食の重要性を理解することができました。

こうして世界中を回って発見した長寿食の秘訣を私は3つに集約し、「3つのS」として提言しています。

3つのSとは「塩分（ソルト）」、「魚・魚介類（シーフード）」、「大豆（ソイ＝英語の大豆）」です。つまり塩分を控え（減塩）、海産物（魚）、大豆を食べることが、究極の長寿食だったのです。

以下、「3つのS」について説明していきましょう。

長寿の秘密を握る3つのS ～その1

減塩 SALT

●チベット民族が短命な理由は塩分過多にあった

「長寿の秘密を握る3つのS」のひとつめは「塩分（ソルト SALT）」です。

塩は寿命を大きく左右します。世界中どこに行っても塩分を摂りすぎる地域は短命であり、塩分をあまり取らない地域は長寿でした。

ほとんど塩分を取らなかった時代のマサイ族に高血圧の人が1人もいなかった話はすで

にしましたが、このマサイ族と対照的だったのが、中国チベット自治区に住むチベット族です。この地は短命で知られ、突然死もひじょうに多いのです。

私たちがはじめてチベット自治区の首府・ラサに調査に訪れたのは1985年でしたが、この地の人の健康状態はまさに衝撃的でした。

前述のように当時50代前半では5人に1人、20％程度が高血圧というのが世界的な平均です。ところがラサの人は40パーセントが高血圧。最高血圧が200を超える重症者がゴロゴロいるのです。

高血圧者の多い原因は彼らが頻繁に飲んでいるバター茶にありました。新疆ウイグル自治区アルタイでも飲まれていた、バターと塩をたっぷり入れる茶です。彼らはこれを1日4リットルも飲むのです。

ユリカップで採尿をしたところ、彼らが1日に取る塩分は平均16グラムでした。16グラムと言えば、脳卒中の多発地域だった、昔の日本の東北地方と同じぐらいの量です。昔の東北地方では冬季の食料保存のため、漬物、魚の塩漬けなどでたくさんの塩分を使いました。

こうした日本の東北地方と同じように、塩分を摂りすぎていたことに加えて、野菜や果物、肉や魚はほとんど取らないという食生活が重なり、短命が多いという状況になってしまっていたのです。

●塩を減らせば寿命が延びる

下図をご覧ください。世界の各地域における塩分摂取量と脳卒中の死亡率を表にしたものです。

食塩を摂りすぎている地域では、明らかに脳卒中による死亡率が高くなっているのがおわかりだと思います。食塩の1日の摂取量が7グラムを下回ると、脳卒中の死亡率はほとんど0になります。

世界調査によって、脳卒中ラットの実験（食塩と脳卒中の関係）が見事に裏付けられたのです。

それまでももちろん、食塩を摂りすぎると高血圧や脳卒中になりやすいといわれて

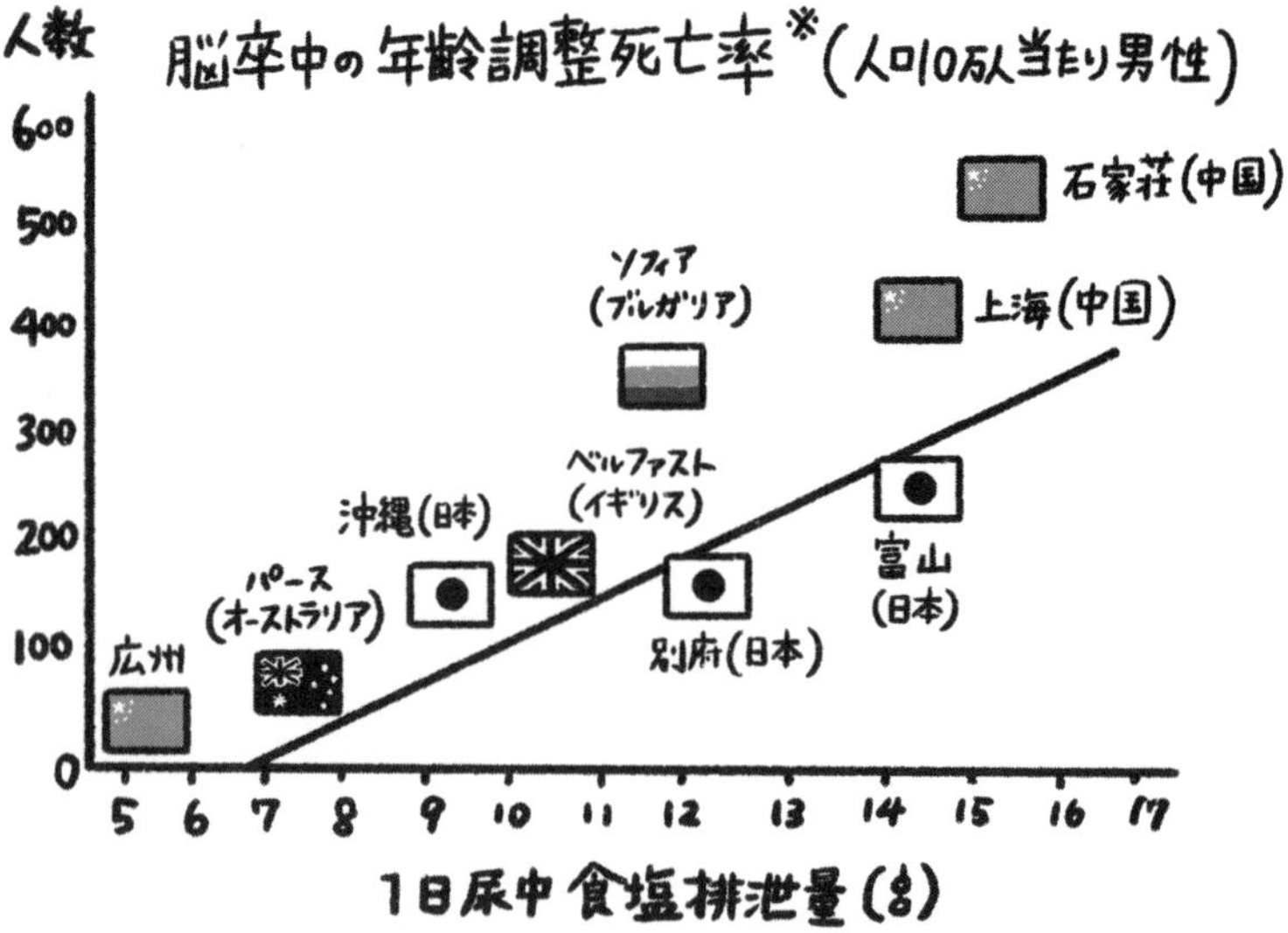

脳卒中の年齢調整死亡率※（人口10万人当たり男性）

人数
600
500
400
300
200
100
0
石家荘（中国）
上海（中国）
ソフィア（ブルガリア）
ベルファスト（イギリス）
沖縄（日本）
パース（オーストラリア）
広州
別府（日本）
富山（日本）
5 6 7 8 9 10 11 12 13 14 15 16 17
1日尿中食塩排泄量（g）

世界健診データより

※各地の人口構成を同じにして死亡率を計算（世界20地域のデータを分析）

いたのですが、何グラムまで減らせばいいのかというデータはありませんでした。世界中のさまざまな尿を調べたことで、はじめて「7グラム」という具体的な数値がわかったのです。

この中では香港と同じ食文化の広州だけが5グラムと、塩の摂取量が少ないです。香港が「長寿世界一」を達成できたのも、塩分摂取量の低さに原因があると思われます。

●塩分を控えればさまざまな病気を予防できる

さらに、塩分を控えることで、脳卒中だけでなく、ほかの病気も予防できることがわかりました。

次ページの図は食塩と「胃がん」との関係を調べたものです。一日尿中排泄量から調べた塩分摂取量が多くなればなるほど胃がんの発生率が高くなり、塩分が少なければ胃がんも少なくなっているのがおわかりでしょう。

また塩分を控えることで「認知症」を予防することもできます。前にも述べたように認知症は脳卒中、寝たきりが原因で発生することもひじょうに多いからです。

ほかにも塩分の摂りすぎは心臓病、腎臓病、骨粗しょう症などを増加させることがわかっています。塩分を控えればこれらの予防にもつながります。

●まだまだ塩を摂りすぎている日本人

今、日本人の１日あたりの塩分摂取量は平均で約１０グラム（男性１１・０グラム、女性９・３グラム）です。１９９５年には平均１３・２グラムだったものが年々減ってきています。

しかし現在厚労省が目標としているのは男性７・５グラム、女性６・５グラムです。減ってきているとはいえ、まだ目標には及びません。

さらにＷＨＯの目標値は５グラムです。日本人が１日に摂っている１０グラムの半分です。これだけ食生活にファストフードが入り込んでいる日本人が５グラムを達成するのはちょっと厳しいのは事実です。

しかしこの目標を達成できれば、脳卒中

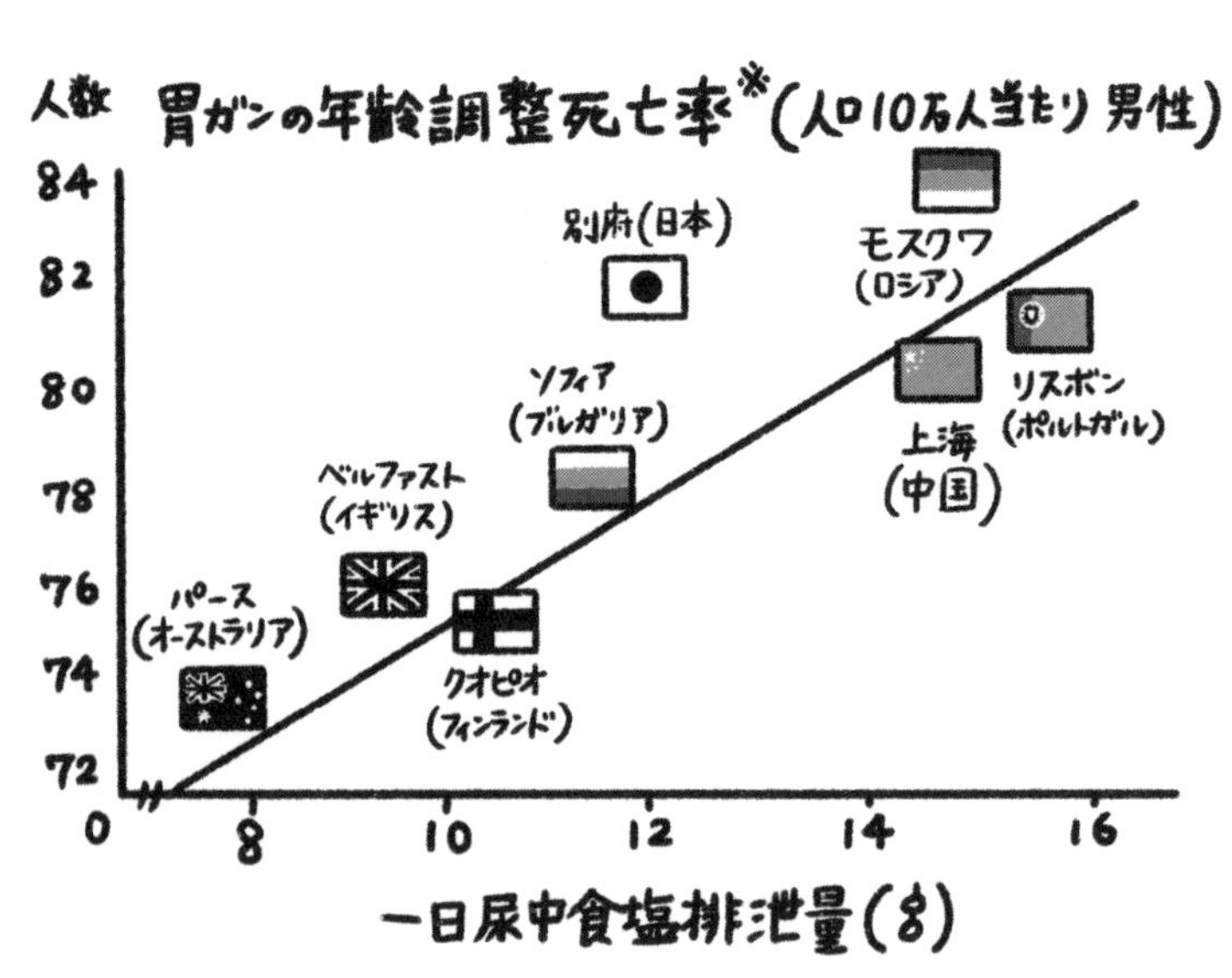

世界健診データより

※各地の人口構成を同じにして死亡率を計算（世界17地域のデータを分析）

をはじめとした病気を防いで「健康寿命」を延ばすことができるわけですし、公的医療や公的介護にかける費用も減らすことができるのですから、一石二鳥です。何としてでも目標を達成することが日本の将来のために必要なことなのです。

●塩分を「打ち消す」食べ方があった！

塩分の摂りすぎ傾向にある日本人にとって、ぜひ知っておきたい情報があります。

私たちの研究で「食塩の害」を打ち消してくれる栄養素があることがわかったのです。前にもちょっと触れましたが、まず筆頭は「カリウム」です。

食塩はご存知のように「塩化ナトリウム（ＮａＣｌ）」です。塩化ナトリウムは体内でイオン化して、ナトリウムイオンと塩素イオンに分かれます。そしてナトリウムのほうは細胞内に取り込まれます。ナトリウムは細胞が、さまざまな有用な働きをするのには不可欠な要素であるのです。

ところがナトリウムは塩、醤油、味噌のほかにも、ハム、ウィンナー、練り製品、即席ラーメンなどの加工製品や野菜の漬物にたくさん含まれています。また、いわゆる「うまみ調理料」にはグルタミン酸ナトリウムの形でナトリウムが入っています。ですからラーメンなどを食べるときにはスープを全部飲んだりするような、塩分過剰の食生活を続けているとナトリウム過剰になってしまいます。

細胞内にナトリウムが入りすぎると、細胞は細胞内のナトリウム濃度を一定に保つために水を取り込もうとしますから、細胞がパンパンに膨らんでしまいます。

これが血管の細胞に起こった場合、細胞が膨張して壁が厚くなり、血管が狭くなって血液が通りづらくなるため、血圧が上昇します。これが高血圧です。

このナトリウムを排出するのに重要なのがカリウムです。

カリウムは植物や果実に多く含まれている栄養素です。特にバナナ、メロン、アボカドなどの果実類、ほうれん草などの野菜類、サツマイモなどの芋類、そして後に触れる大豆や小豆などの豆類にも多く、さらに魚類、肉類にも多く含まれています

動物の体にはナトリウムが増えすぎると、体内のナトリウムバランスが崩れてきますから、ナトリウムを細胞内から強制的に排出しようとします。その際、生物はナトリウムをカリウムに置き換えようとします。

それを「ナトリウムポンプ」と呼びます（102ページ図）。文字通り、細胞内のナトリウムをくみ出して外に排出してくれる働きで、高すぎる血圧を下げるうえでも実に巧妙な仕組みですね。

しかし、このナトリウムポンプがうまく働くためには、普段からカリウムを摂取してい

ないといけません。つまり体内におけるナトリウムとカリウムの比率（ナト・カリ比）が重要であって、この比率こそ血圧を決める重要な数値なのです。

ナトリウムに比べてカリウムが少なければ、血圧は高くなりがちです。一方、カリウムを十分摂取していたら、ナトリウムポンプがうまく働いてくれて血圧も正常値になり、脳卒中などが起きる可能性も減ります。

私たちの調査では、以前のマサイ族のナト・カリ比が0・9という驚異的な値でした。食塩を摂らない彼らは、前述のようにミルクからナトリウムを摂取しています。そのナトリウムを大切に使えるように、いったん腎臓から尿に出たナトリウムを腎臓の中に汲み戻し、調節できるようになっているのです。だからわずかなナトリウム量でも元気に生きられるのです。ちなみに日本人を対象とした調査ではナト・カリ比の平均が3・65です。生理学的に見れば、この比率は1でもよいので、まだまだナトリウムを摂りすぎているのです。

かりに塩分を多く摂取していたとしても、その害を打ち消すほどにカリウムを摂取していれば、脳卒中などを防ぐことができるのです。ナトリウムの害、食塩の害を打ち消すためにも野菜や果物を今以上に摂取することが日本人に求められています。

また、カリウム以外にも食塩の害を防ぐ栄養素があります。食物繊維やカルシウム、マグネシウム等です。マグネシウムについては後述します。さらにはたんぱく質も食塩の害を打ち消してくれる働きがあります。

カリウム、食物繊維、マグネシウム、たんぱく質は野菜、果物、ナッツ、乳製品、大豆、魚に多く含まれます。

とはいえ、カリウムさえをたくさん摂れば、ナトリウム（食塩）が多くても大丈夫という話ではありません。減塩を心がけて、ナトリウムの摂取量を減らす努力をすることも大事です。

「塩分を打ち消す」食材

・野菜
・果物
・ナッツ
・乳製品
・大豆・大豆製品

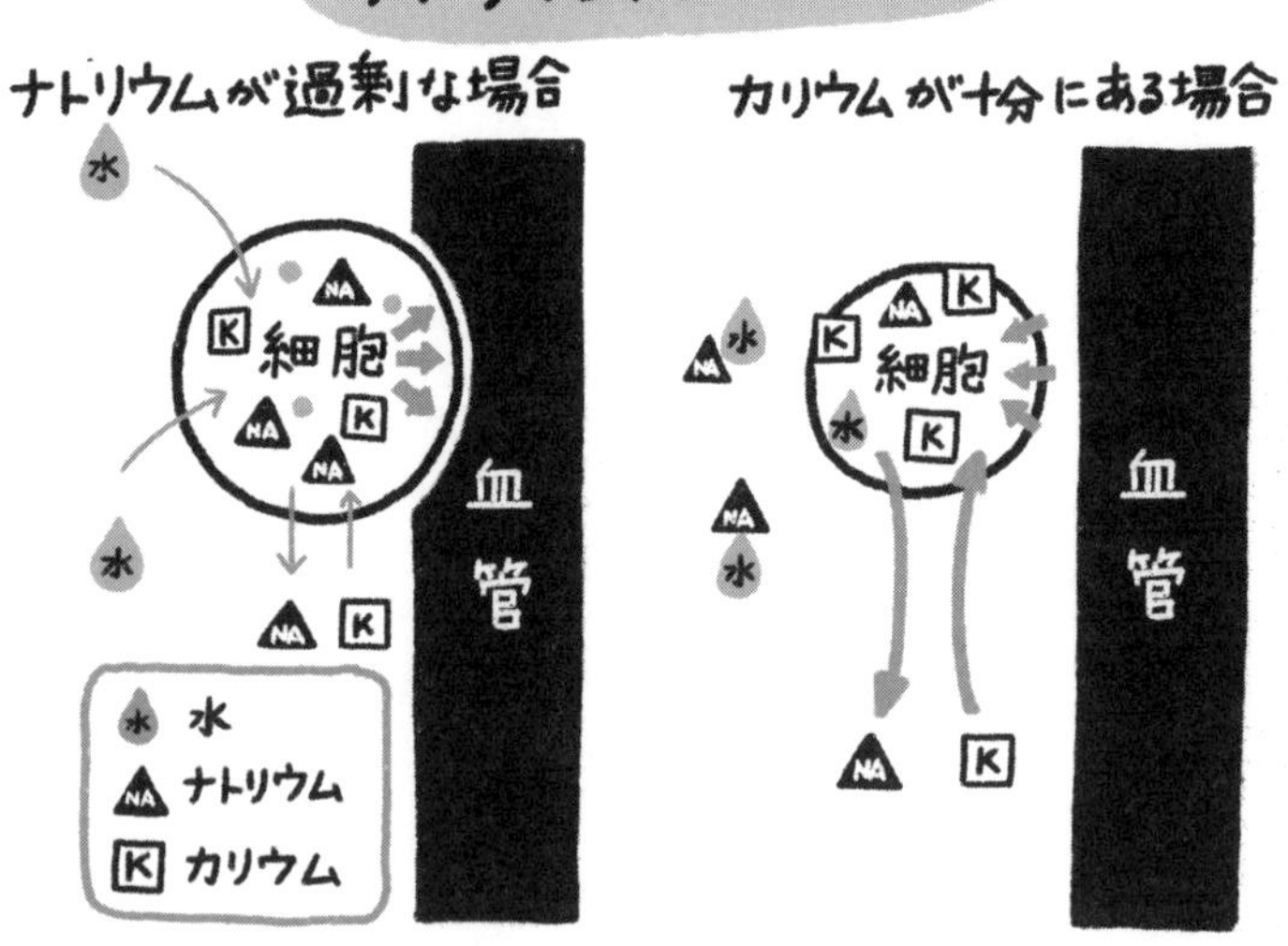

※血管の壁が厚くなり、血圧が上がる

エピソード8 チベットの人より高血圧だった私

チベットの人に高血圧、高コレステロールが多いのには驚きましたが、さらに付け足しで驚いたことがあります。それは私自身のコレステロール値です。いつもは正常値になるように心がけているのですが、チベットに滞在しているうちにポンと上がって、現地の誰よりも高くなっていたのです。

チベットではバター茶は貴重品です。だから、私たちのようなゲストにはおもてなしの心で、お茶碗に満々と注いでくれます。お茶は温かいうちに飲まないと脂肪が固まってしまい、飲めなくなります。そこであわてて飲むと、すぐにおかわりが注がれます。

私たちは脳卒中ラットの研究で、塩分があると腸からの脂肪の吸収が高まって、動脈硬化に早くなりやすいことを証明していましたから、正直、弱りました。

なぜ塩分があると脂肪の吸収が高まるのでしょう？　脂肪が腸から吸収されるとき

に、リンパ液によって血液に入ります。そのリンパ液は食塩が多いと増えるのです。

　バター茶は塩を入れたお茶にバターを入れて作ります。まさに脂肪が最も吸収されやすい、健康には危険な飲み方なのです。チベットの人たちは私たちが脳卒中ラットの実験でやっていたことを、まさに実践していたというわけです。

　脳卒中ラットの実験では脂肪と塩分を与えると、わずか3週間で血管に脂肪が溜まり、動脈硬化が起こったのです。チベットに突然死の人が多いのは、重症の高血圧による脳卒中だけでなく、バター茶で動脈硬化が起こるために、心臓の血管が詰まる心筋梗塞によるものではないかと考えました。

　今、日本でも欧米と同じように脂肪がたっぷりで、塩分の多いファストフードが食べられています。これでは沖縄の長寿が崩壊したのと同じことが、日本中で起きてしまうことでしょう。長寿国日本の復活はますます困難です。

長寿の秘密を握る3つのS～その2

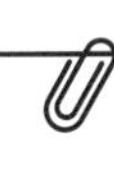

魚（魚介類）SEAFOOD

●日本が長寿を達成できたのは魚食のおかげ

長寿の秘密の2つめは「魚介類」です。

調査結果を分析すると、魚を食べる習慣のある地域の人たちは肥満、高血圧、高脂血症の割合も少なく、心臓死も少ないことがわかったのです。こうした地域の人たちはもちろん長寿です。

魚を食べる長寿地域は多くありますが、まずはなんといっても日本です。日本は世界でもダントツに魚を多く食べています。

さらには香港（広州）、コーカサス地方、ハワイのヒロ地区などの長寿地域も魚を食べる量が多いです。

一体、魚にはどんな長寿効果があるのでしょうか。順に見ていきましょう。

●長生きの栄養素・タウリン

魚介類に多く含まれるのがタウリンです。栄養ドリンクのテレビコマーシャルでご存知の方も多いでしょう。アミノ酸の一種で、アジやサバ、ブリやカツオ（血合い部分）などの魚、イカ、タコ、カニなどの甲殻類、カキ、ハマグリ、シジミと言った貝類にも多く含まれています。

タウリンには実にさまざまな健康増進効果があり、まさに「長生きの栄養素」といっていいほど、すばらしい健康パワーを持っている栄養素です。

まずタウリンは血圧を下げる作用があります。交感神経の緊張を鎮めることで血圧を下げてくれるのです。また交感神経が穏やかになることで、ストレスも緩和されます。さらにはタウリンにはコレステロールや中性脂肪を下げる効果もあります。

つまりタウリンは血圧を下げ、ストレスを緩和し、コレステロール値を下げることで、心筋梗塞などの心臓死や脳卒中のリスクを減らしてくれるのです。

さらにタウリンはインスリンの分泌を助けて糖分の利用を促進し、糖尿病を予防してくれます。

タウリンを十分に摂取していると脂肪の代謝が高まり、肥満を防いでくれることも、動物実験でわかっています。

下図はタウリンと肥満度の関係を調べたものです、
肥満度は「体格指数（ＢＭＩ）」といって、体重（kg）を身長（m）の二乗で割ったもので算出します。ＢＭＩは１８・５〜２５が標準値で、それ以上になると肥満気味となります。
タウリンを世界平均以上摂っている人のＢＭＩは２４・５と標準値ですが、タウリンが平均より少ない人は、ＢＭＩが２５・５と肥満傾向となっています。
このほか、タウリンには肝臓の働きを良くし、視力の衰えを防いでくれる効果もあるのです。

タウリン摂取が多いと肥満度もコレステロール値も低い

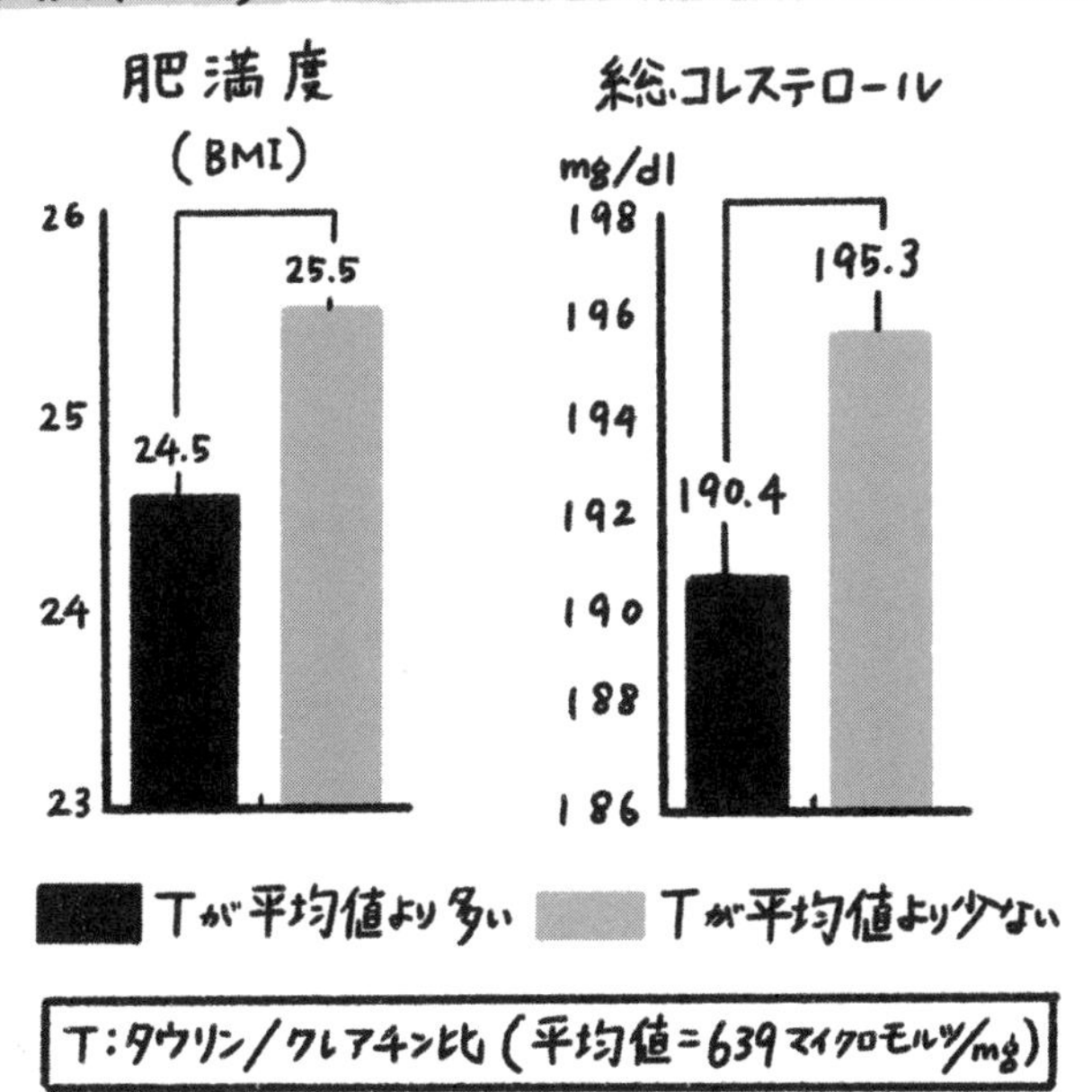

T:タウリン／クレアチン比（平均値=639マイクロモル/mg）

タウリンが「長生きの栄養素」たる理由がおわかりいただけたでしょう。

さらには魚介類には生命を作るもう1つの大事な栄養素である「マグネシウム」も多く含まれています。マグネシウムの働きについては、「大豆」の項目で述べましょう。

Dr. ヤモリの健康メモ 「モツ料理」はタウリンがいっぱい

ちなみにタウリンはアミノ酸の一種とはいうものの、肉にはあまり入っていません。ブラジルのカンポグランデに入植した沖縄の人は、安く手に入る肉を多食し、魚や大豆はほとんど食べなくなっていました。カンポグランデの沖縄の人が短命になってしまったのも、タウリンの摂取量の減少に原因のひとつがあると思われます。

タウリンは魚介類以外では牛や豚などの「内臓」に多く含まれます。肉そのものにはわずかしか含まれていませんが、内臓には豊富なのです。

ですから、肉類を食べるならば、いわゆる「モツ」料理がお薦めです。

フランス内陸部のオルレアンではあまり魚を食べないのに、尿中のタウリン量が高く、その数値は魚をよく食べる日本人と同じぐらいのレベルでした。その秘密はポトフにありました。

ポトフとはpot-au-feu、つまり「火に掛けた鍋」ということで、材料は何でもいいのです。野菜や香草を肉の塊と一緒にコトコト煮込んで作る料理で、地方ごとにレシピも違うそうですが、この地域の人たちは肝臓や腎臓、心臓などの内臓肉をたっぷりの野菜と一緒に煮込む「ポトフ」をよく食べていたのです。

魚を食べるときでも内臓は重要です。煮干しや「じゃこ」などは内臓ごと食べるものですから夕ウリンをたくさん摂取できます。また貝類もカキやホタテなど、内臓ごと食べますから、これもお薦めです。シジミの味噌汁も、汁だけで済ませないで、身も食べるように心がけましょう。

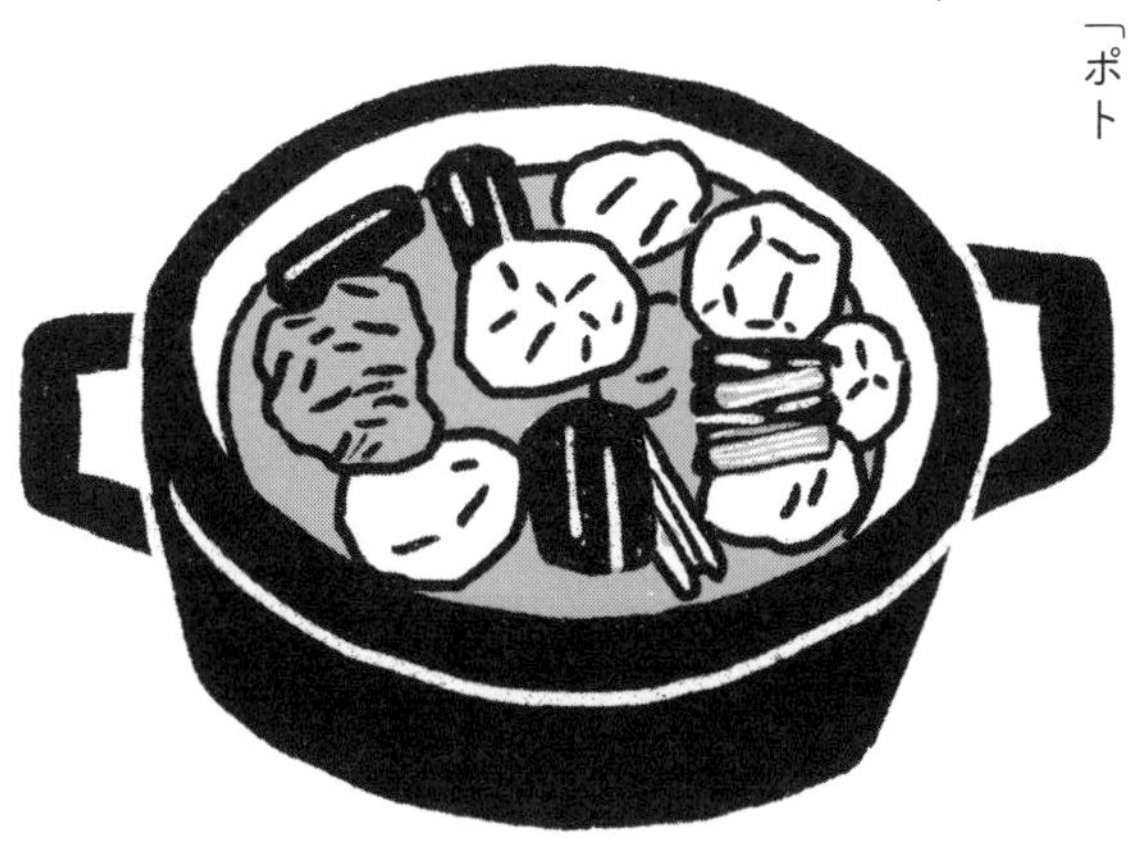

●EPA、DHAは血液をサラサラにしてくれる

魚には、「魚脂」＝「オメガ3脂肪酸」が多く含まれています。これらはEPA、DHAとしても知られます。オメガ3脂肪酸はひじょうに健康に良い脂肪なのですが、私たちの体内で合成できないので、食べ物から取る必要があります。

オメガ3脂肪酸には血液サラサラ効果があり、血管が詰まるのを防いでくれます。また中性脂肪やコレステロールを抑える作用もあります。魚を多く食べることで、肥満を防ぎ、心筋梗塞を予防できるのです。

下図は血液中のオメガ3脂肪酸と心筋梗塞の死亡率の関係を調べたものです。血液中にオメガ3脂肪酸の占める割合が6％以上あると、心筋梗塞による死亡率がグッと

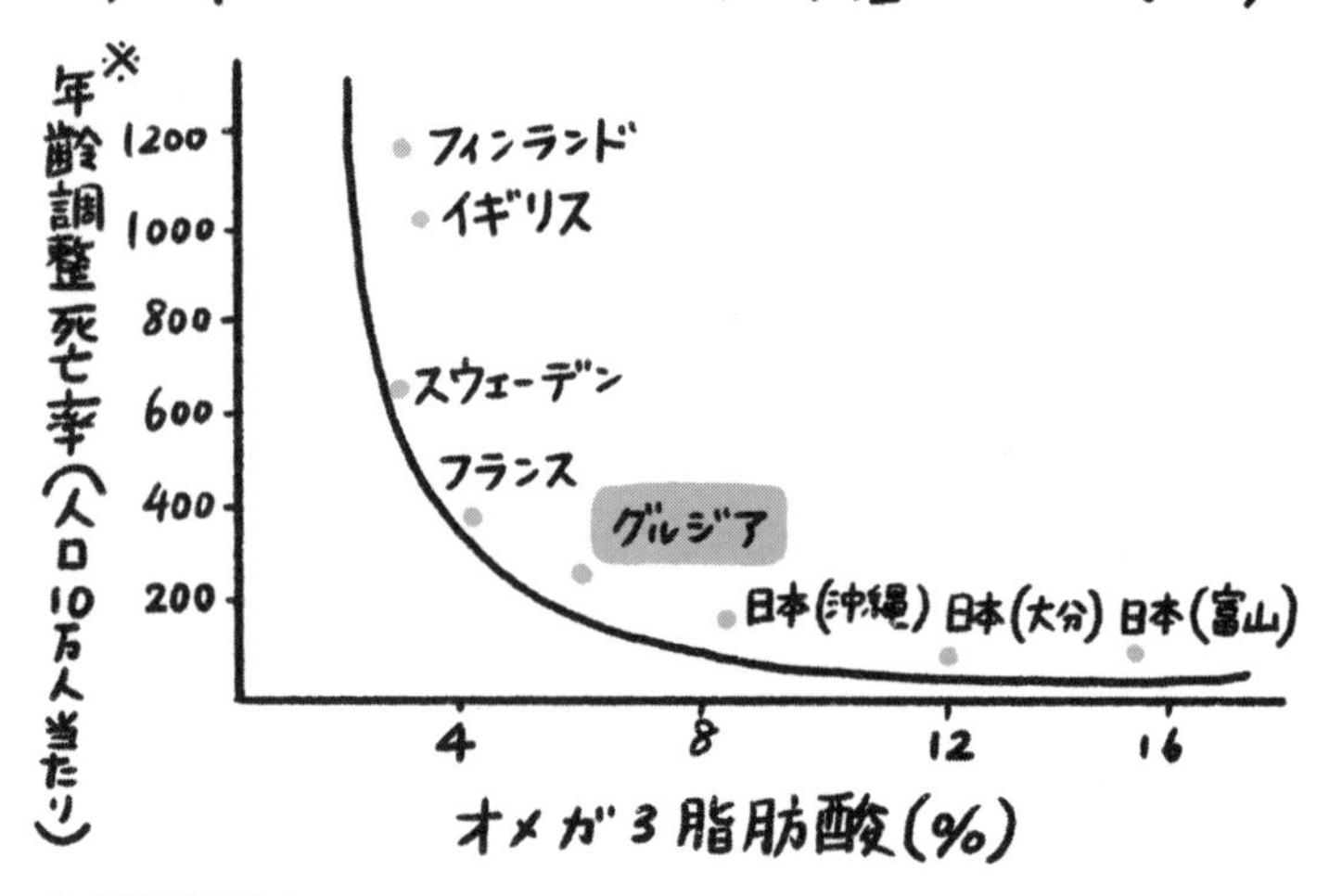

世界健診データより

※各地の人口構成を同じにして死亡率を計算（世界15地域のデータで分析）

減っていきます。

ではオメガ3脂肪酸を6％以上に保つためには、一体どのぐらい魚を食べれば達成できるのでしょうか。

私たちが行った日本国内の調査では、魚を1日100グラム、日常的に食べている人は十分なオメガ3脂肪酸が血中にあることがわかっています。

●良質なたんぱく質は認知症予防にも

魚は良質なたんぱく源です。いうまでもなくたんぱく質は、脂質、糖質と並ぶ三大栄養素。たんぱく質は皮膚や筋肉にしろ、血管にしろ、私たちの体の「材料」となるものです。良質のたんぱく質を摂取することは生きるために不可欠です。

尿中のたんぱく質が高いほど長生きする人が多いということは、東京都健康長寿医療センター研究所のデータでも示されています。たんぱく質をしっかり摂っているほうが、血管が若く丈夫なのです。

ハワイのヒロ地区と京都府の網野町（現・京丹後市）において比較調査をしたデータをご紹介しましょう。

この2つの地域はどちらも長寿地域として知られますが、塩分とともにたんぱく質の摂取量に明らかな違いがありました。塩分については網野町が1日8グラム、ヒロは6グラム。たんぱく質についてはヒロの高齢者のほうが多く摂っていました。

2つの地域を比較すると、ヒロ地区の高齢者のほうが明らかに認知機能がいいのです。認知機能が高いとは簡単に言えば、頭がはっきりしているということです。認知機能は「健康寿命」を伸ばす重要な要素です。

さらにこのことは九州大学の久山町研究でも裏付けされました。久山町研究とは福岡県糟屋郡久山町の住民を対象に長年続けられた脳卒中、心血管疾患などの大規模な調査です。久山町研究では、大豆、魚、野菜、海藻と乳製品について、一番よく摂っているグループと、摂っていないグループとに四分割して認知機能を調べています。

すると脳卒中も関係している認知症においては、大豆、魚、野菜、海藻、乳製品をよく食べているグループでは、60から45パーセントも低いことがわかったのです。

日本人にとって魚は大豆とともに昔から重要なたんぱく源でした。しかし日本でも最近は魚離れが進み、肉類が好まれる傾向にあります。大豆食品も昔よりは消費量が減っています。

牛肉、豚肉、鶏肉、羊肉などの肉類も重要なたんぱく源ですが、健康を考えると欠点もあります。それは肉には生命の素であるタウリンがあまり含まれないこと、さらには動物性脂肪が多いことです。肉を食べるなら、あらかじめ脂身のない部位を選ぶか、脂肪を落とす調理法をしなければなりません。

動物性脂肪の摂りすぎを考えると、やはり肉よりも魚がおすすめとなります。

●魚を食べると寿命が延びる！

魚がすばらしい長寿食材であることがお分かりいただけたと思います。次に魚を食べるとどのぐらい「寿命」が延びるか見て行きましょう。

下図を見てください。これは尿中のタウリン量と心筋梗塞による死亡率の関係を表にしたものです。尿中のタウリンの量は、「魚をどのぐらい食べているか」という目安です。

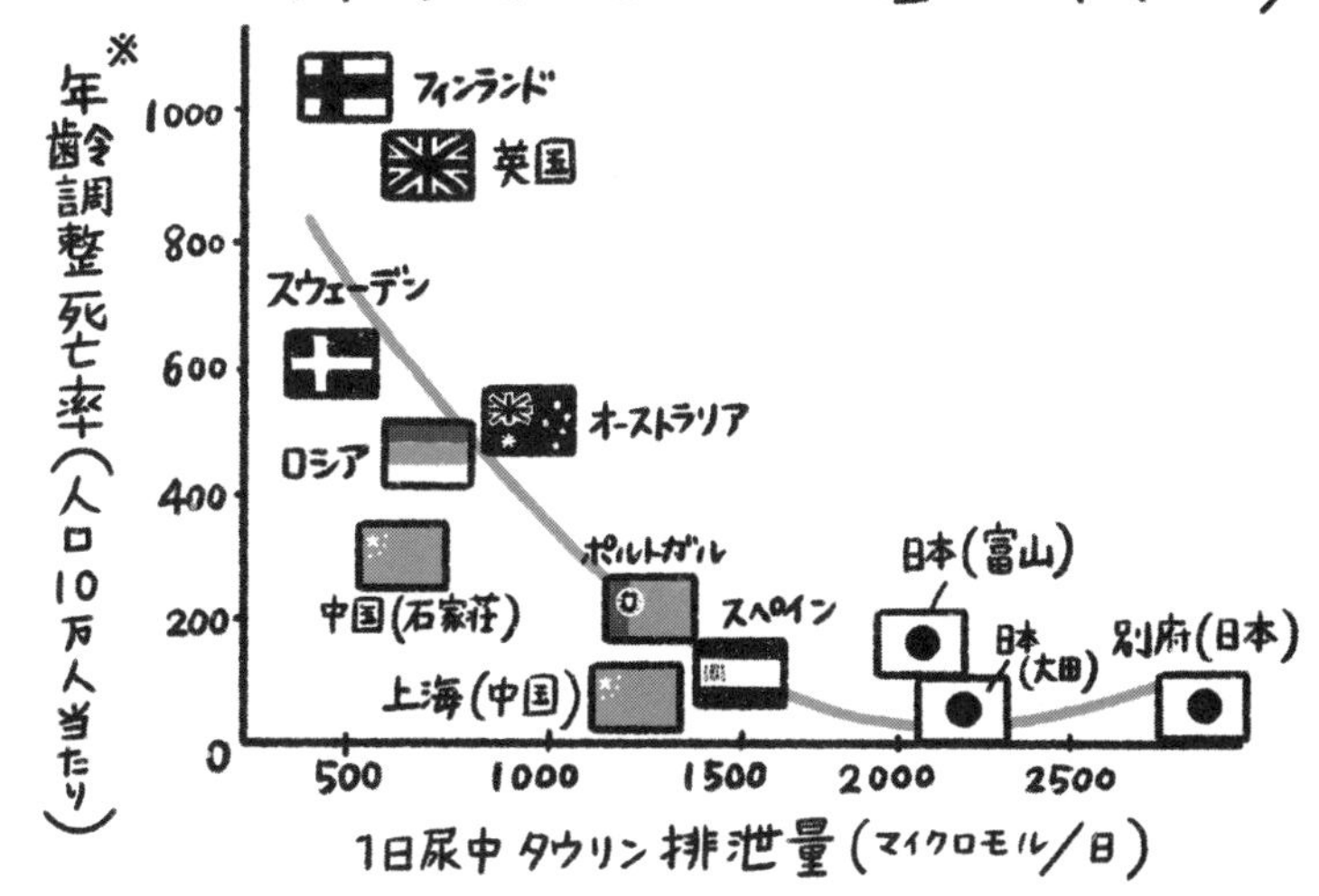

世界健診データより

※各地の人口構成を同じにして死亡率を計算（世界17地域のデータで分析）

どうでしょうか。尿中のタウリン排出量の多い国ほど死亡率が低くなっているのがわかると思います。日本が最も死亡率が低く、タウリン量の少ないフィンランドやイギリスは死亡率が高くなっています。

日本人の尿中のタウリン量は1日あたり2000～2500μモルとなっていますが、これを魚の量に換算すると、だいたい1日80グラムから100グラムに相当します。

1日100グラムはさきほど述べたオメガ3脂肪酸の摂取量とも一致します。

1日100グラムの魚というのはどのぐらいの量かというと、だいたい一切れが80から100グラムです。

「魚一切れ」なら日本人であれば、たやすく食べられる量でしょう。とはいえ、先に述べたように日本では「魚離れ」が言われて久しい状況です。私たちは今一度、魚のすばらしさを見直してみるべきではないでしょうか。

(Dr.ヤモリの健康メモ) 栄養ドリンクでタウリンは補給できる？

タウリンといえばCMで大きく宣伝している栄養ドリンクを思い浮かべる人も多いと思います。

手軽にタウリンが摂取できるという意味ではありがたい存在ですが、こうしたドリンクには糖類や添加物も入っています。

1日に必要なタウリンは魚を食べるのを意識するだけで十分に摂れます。魚を食べれば、タウリンのみならず、EPA、DHAなどの脂肪酸も摂れます。まずは毎日の食事を見直すことが最も大事です。

●魚の良さを生かせない「ざんねんな食べ方」

ちなみに113ページ図のイギリス（英国）に注目してみてください。心筋梗塞による死亡率がひじょうに多いです。

イギリスといえば「フィッシュ&チップス」が有名です。イギリス名物のパブに行けば、どこでも魚フライとフライドポテトのフィッシュ&チップスを出しています。イギリス人の大好物です。

魚を摂れば心筋梗塞は少なくなると説明したばかりなのに、このデータは矛盾しています。一体どういうことなのでしょうか。

確かにイギリスではフィッシュ&チップスがよく食べられますが、問題はその食べ方です。

魚を揚げて食べることで塩、脂肪を多く摂取することになり、せっかくの魚の良い効果が打ち消されてしまうのです。

同じことがカナダの最東端のニューファンドランド島にもありました。この島の沖は世界の3大漁場のひとつとして有名で、タラやズワイガニ、エビなどが有名です。住民はもちろん魚を食べていました。ところがその食べ方がやはり難ありです。せっかくのタラも、ほとんど樽に詰めて塩漬けにして保存食にし、輸出をしていました。現地の人たちはそれに衣をつけて動物性の脂で揚げたり、あるいはステーキのように油で焼いたりして食べるのです。日本人のように新鮮な魚を刺身にしたり、焼き魚にしたりして食べるということはしません。

その結果、ニューファンドランド島の人の健診結果は最悪でした。50代半ばで高血圧の人が50～60%もいて、これは世界平均の2～3倍です。コレステロールも高く、肥満者も多い。平均寿命もカナダの中でも最低でした。

せっかくの魚も食べ方によって健康食でなくなってしまうのは本当にもったいないことです。

エピソード9 島根県に「長寿地域」と「短命地域」が混在する理由

大学の研究室で脳卒中ラットが完成し、食事で脳卒中の予防ができることがわかり、ぜひこれで人の役に立ちたいと考えていた頃、当時新設された島根医科大学から誘いがありました。脳卒中の研究ができるならとよろこんで赴任しました。

脳卒中ラットももちろん一緒です。京都ではプレハブ小屋で3000匹程度を飼うのがやっとでしたが、島根医科大学では立派な設備が整っていました。飼育は格段と楽になり、数も5000匹まで増やせました。

島根は横に細長い県ですが、面白いことに長寿地域と短命地域がはっきりと分かれているのです。隠岐島は長命だが、内陸部である中国山地のほうは短命。でもその理由はわからないというのです。

行って見てわかったのは、同じ島根県でも地域によって食文化がまったく違うということです。島部や海岸部は魚が豊富に取れますから、よく食べます。ところがちょっと内陸に入ると、生の魚はなく、塩漬けになってしまうのです。島根では生の魚のことを「塩が無い」と書いて、「無塩」と呼んでいましたが、内陸の人たちが無塩を食べられるのはお正月など特別なときだけ

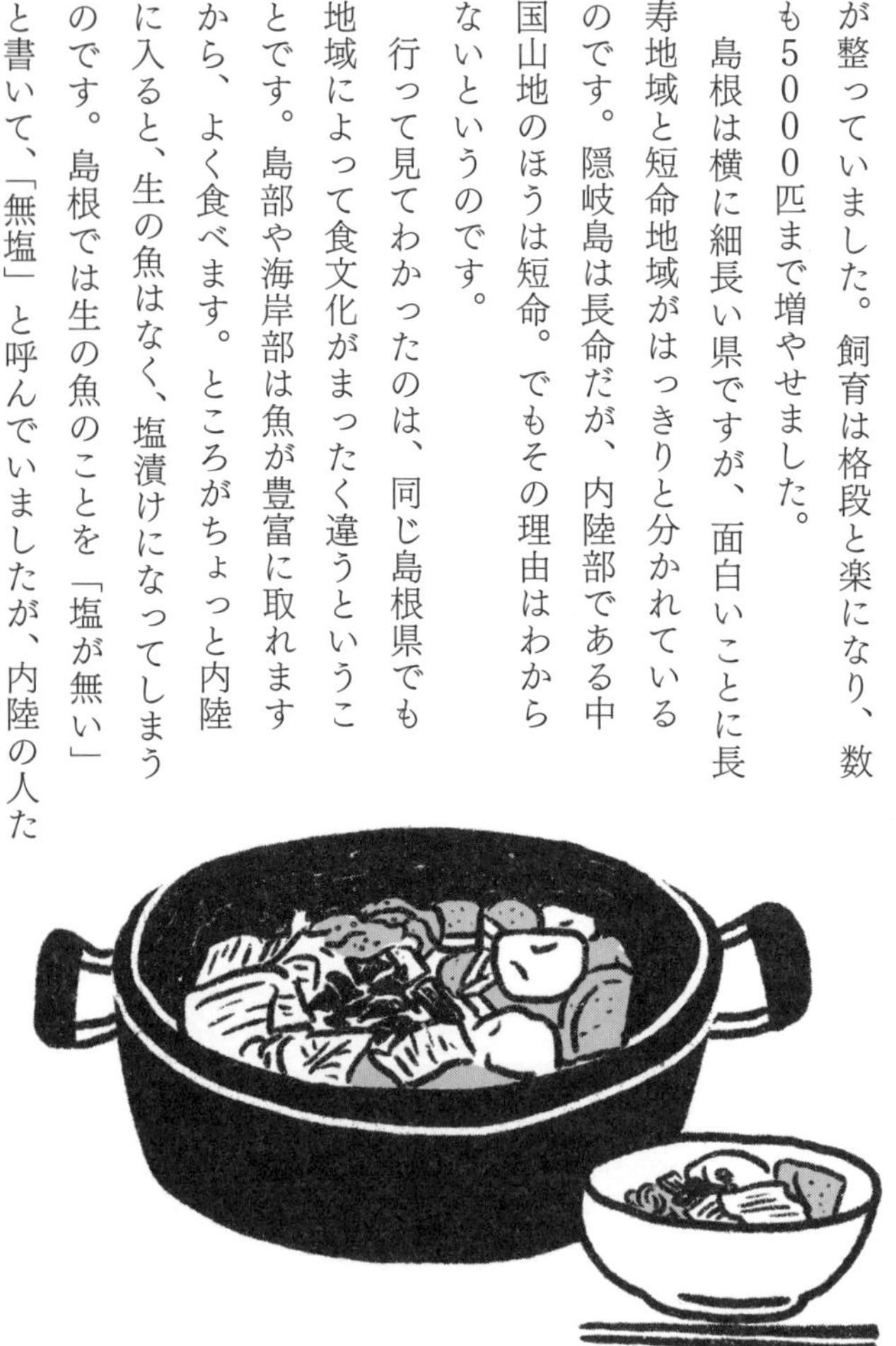

でした。

隠岐島が長寿なのは魚を食べることに加えて、食塩摂取量も少ないのではないかと仮説を立てました。しかし実際に調べてみると塩分摂取量は多いのです。40年前のことです。では塩分は高いのになぜかと考えたら、やはりこれは「魚」であろうと思い当たりました。

同じ県でも長寿地域、短命地域があるのは食べ物の違いなのだとこのとき確信しました。この島根での発見がその後の世界研究につながっていったのです。

長寿の秘密を握る3つのS ～その3

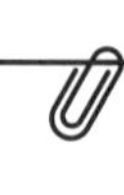

大豆 SOY

●大豆はスーパー健康食！

長寿の秘密を握る素材の3つめは「大豆」です。英語ではソイ・ビーンズ、ソイとも言います。日本語の「醤油」という言葉がなまって、ソイと言われるようになったことからも分かるように欧米には元々、大豆がありませんでした。ヨーロッパで大豆の本格栽培が始まるのは19世紀になってからとも言われています。しかも、欧米では、この大豆をもったいないことに家畜の飼料用として主に栽培していて、食用にする習慣はほとんどありません。これは実に憂うべきことです。

大豆にはすばらしい健康増進パワーがあります。まさに「健康食の王様」だと思います。

そもそも私たちの世界調査は、脳卒中ラットに大豆を食べさせたところ、脳卒中を防いで長生きしたというところから始まっています。当時はまだ大豆の成分である「イソフラボン」も何も検出できていない時代でしたが、大豆が長寿の秘密にかかわる食材であるこ

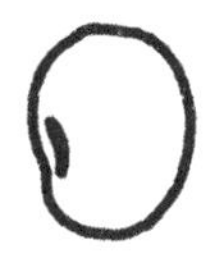

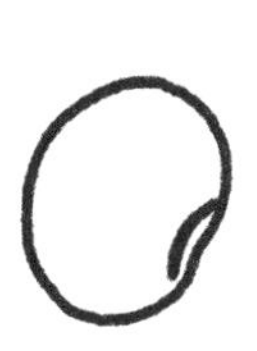

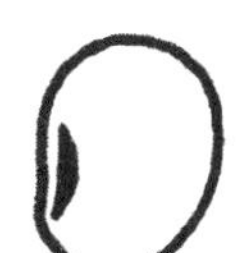

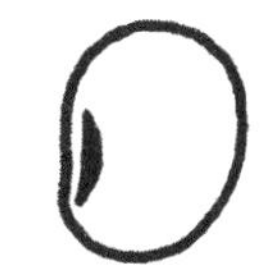

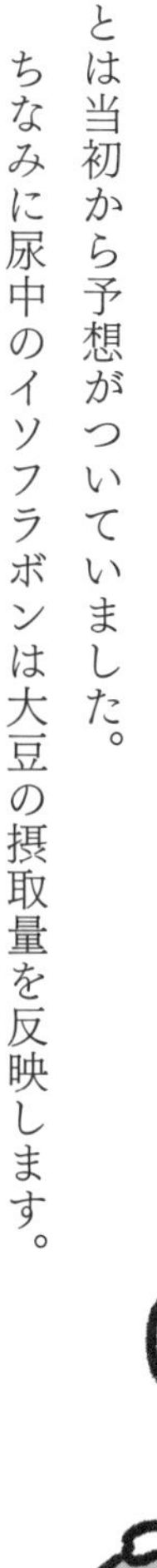

とは当初から予想がついていました。

ちなみに尿中のイソフラボンは大豆の摂取量を反映します。これが多いと大豆をたくさん食べていて、少ないとあまり食べていないことになります。

世界調査の結果を分析するとやはり予想通りで、中国・貴陽やハワイのヒロ地区など、多くの長寿地域では大豆が食べられていたのです。

●大豆を食べつくす中国・貴陽のすばらしい食文化

大豆を食べている長寿地域の中でも印象深かったのは前述した貴陽です。

この地域では大豆や大豆製品が本当によく食べられていました。豆腐、納豆、豆乳といった日本でもおなじみの大豆製品以外にも、干し豆腐、沖縄の「豆腐よう」のような発酵した豆腐、豆腐を発酵させたチーズ風のものなど、ひじょうにバラエティ豊かなのです。

さらには豆腐を原料にした「豆腐麺」もありました。見た目はうどんのような麺で、これを豆乳のスープで食べるのです。Wソイフードです。

ファストフードも豆腐です。市場では焼いた厚揚げのようなものが売られていて、出勤前のOLさんがハンバーガーのように立ち食いする姿が見られました。

とにかく大豆を徹底利用して、食べつくす知恵に感心しました。大豆こそ、貴陽の人たちの長寿を守る重要な食材だったのです。実際、貴陽の人たちの血圧は私たちの調査に赴いた、中国12カ所の中で広州についで低い数値でした。

血圧が低ければ当然、脳卒中も心臓死も起きにくくなります。この地域の人たちが長寿なのも当然と納得しました。

●大豆を食べないのは「死の四重奏」を招く!

私たちの調査では、大豆をよく食べる地域では一様に血圧、コレステロール値が低く、心臓病、心臓死が少ないという結果が出ました。さらには肥満も少ないのです。

逆に大豆を食べない地域では「死の四重奏」と言われる肥満、高血圧、高脂血症、糖尿病が多く、また寿命も短命になってしまっています。

では大豆がなぜスーパー健康食なのでしょうか。これも魚と同じように3つの秘密があります。

●「畑の肉」と言われるのには理由があった！

大豆にはたんぱく質、脂質、炭水化物という、私たちの体にとってなくてはならない3大栄養素がバランスよく含まれています。

特にたんぱく質です。大豆は「畑の肉」と言われるように、実に30%が植物性たんぱく質です。さらに特筆すべきはその「質」です。たんぱく質の質は「アミノ酸スコア」といって、食品に含まれる必須アミノ酸のバランスで見ることができます。

大豆のアミノ酸スコアは牛肉・豚肉などの肉類、アジ、サケなどの魚と同じ100です。植物性のたんぱく質はトウモロコシ、そば、バナナなどにも含まれていますが、肉や魚などの動物性たんぱくに比べると、劣る場合が多いのですが、大豆は魚や肉と肩を並べるほど良質なのです。

また大豆は脂質、カロリーが低いという利点があります。大豆と同じ量のたんぱく質を肉で摂ると、カロリーも高く、余分な脂肪も摂ることになってしまいます。

さらに大豆のたんぱく質は悪玉コレステロールを下げることも研究によりわかっています。

●バツグンの健康増進効果を持つ「大豆イソフラボン」

大豆といえばイソフラボンというぐらい、みなさんに知られている成分です。イソフラボンはフラボノイドの一種で、女性ホルモンに似た働きをするといわれています。イソフラボンは実に多くの健康増進効果を持っています。以下にまとめてみましょう。

- 血圧を低下させる
- 悪玉コレステロールを下げ、心臓病を予防する
- 更年期障害の症状を抑える
- 骨粗しょう症を予防する
- 乳がん、前立腺がんの予防
- ほとんどのがんの死亡率を低下させる
- 肌を若々しく保つ

まさに体にとっていいことずくめの働きをしてくれることがおわかりでしょう。

●更年期ラットで証明されたイソフラボンの力

実は私たちが世界調査を始めたころはまだイソフラボンの存在は知られていませんでした。１９９０年ごろになって大豆にイソフラボンという成分がある事実が注目されるようになり、私たちも早速ラットを使って研究を始めることにしました。

ところがなんと当時、イソフラボンは１グラム１００万円という時代です。動物実験にとても使えるものではありません。いきなり挫折かと思われましたが、幸運なことに、ある大豆を扱う企業から、それまでは捨てられていたイソフラボンをいただいて、研究に着手することができました。

メスの脳卒中ラットから卵巣を取り除いて、わざと更年期の状態にします。言うなれば「更年期ラット」です。すると急に毛がバサバサになり、皮膚のつやがなくなります。また、オスのようによく食べて肥満にもなり、骨からカルシウムが溶けだして骨粗しょう症になります。まさに人間の女性の更年期障害と同じです。また急に脳卒中も増えます。

この「更年期ラット」に大豆の胚軸を混ぜたエサを与えます。イソフラボンは大豆の胚軸に最も多く含まれているのです。

すると見る見るうちに毛づやがよくなり、肥満が解消されました。骨が溶けだす現象が抑えられ、骨粗しょう症の発生も緩やかになりました。更年期の諸症状が改善されたのです。さらには脳卒中の発生も抑えられました。

あまりにも見事な結果が確認され、急いで世界中の人から集めた尿をチェックしてみました。それまで尿中のイソフラボン量は調べていなかったのです。世界調査で集めた24時間尿はすべて冷凍保管してありますから、こういうときに迅速に対応できるのが私たちの強みです。

その結果、大豆を食べている地域の女性は閉経以降も血圧やコレステロールが低く抑えられていることがわかりました。イソフラボンが更年期の症状を和らげていることが実際に確認されたのです。

●骨粗しょう症、心筋梗塞、がんも防ぐ

イソフラボンの摂取で「骨粗しょう症」も防ぐことができることがわかっています。ハワイに移住した高齢女性の尿で、骨密度の低い人と高い人を比べたところ、骨密度の高い人は尿中にイソフラボンが多く出ていたのです。

さらにはイソフラボンと心筋梗塞における死亡率の関係を調べてみたところ、こちらも

明らかな関係がありました。イソフラボンの摂取量が多ければ多いほど、心筋梗塞による死亡率が低く、イソフラボン摂取量の少ないところでは死亡率が高くなっていたのです。同様に男性の前立腺がん、女性の乳がん、さらにほとんどのがんの死亡率もイソフラボンの量が多ければ多いほど、低下することが確認できました。

●生命の素「マグネシウム」を豊富に含む食材

2つめのS（シーフード）で紹介したマグネシウムですが、大豆にもたっぷり含まれています。マグネシウムというと「金属」というイメージが強いかもしれませんが、私たちの体に欠かせない微量ミネラルです。

マグネシウムは私たちの体内において、「酵素」の働きをサポートしています。私たち人間は食べ物を食べて、それを消化・吸収して、エネルギーを作り、体を動かしています。この作業すべてに関わっているのが「酵素」です。私たちは酵素の働きなしに体を動かすことはできません。

マグネシウムはこのうち、300もの酵素反応に関わっているといわれているのです。マグネシウムはなくてはならないという理由がおわかりでしょう。

またマグネシウムは動脈硬化や糖尿病、肥満、高血圧の予防や改善にも一役買ってくれることがわかってきています。

先ほどタウリンは生命の素といっていいほど重要な栄養素だと述べましたが、マグネシウムもまた、ひじょうに重要な生命の素といえます。

●塩分の害を打ち消すもう1つの切り札

塩分の害を打ち消す栄養素の話をしましたが、マグネシウムも塩分を体外に排出させる作用を持っています。

このことは30年前に行った脳卒中ラットの実験ですでにわかっていることです。脳卒中ラットに塩分1％（味噌汁程度）の水を与えるとたった2か月ほどで脳卒中を起こします。ところが塩分入りの水を与えても、一緒に十分な量のマグネシウムを与えることで、脳卒中の発症を遅らせることができ、寿命が2倍に延びたのです。

それから30年後、ついに人間でもこのことが証明されました。血圧が高めの人を集め、毎日600ミリグラムのマグネシウムを摂ってもらったところ、12週間もすると血圧が下がることが確かめられ、血中のマグネシウム量も増えたと報告されました。

100ページで血圧を上げないための仕組みである「ナトリウムポンプ」の話をしましたが、このとき、ナトリウムポンプの働きを助けてくれるのがマグネシウムです。ナトリウムポンプを動かすATPアーゼという酵素は、マグネシウムと結合することで初めて働くのです。

つまり、マグネシウムがないと、ATPアーゼを使って塩分（ナトリウム）を細胞から追い出すことができないのです。

塩の摂りすぎになりがちな現代人こそ、マグネシウムをしっかり摂取すべきなのです。ところが日本人のマグネシウム摂取量は激減してきています。

マグネシウムは大豆のほか、玄米や麦に多く含まれています。しかし精白した白米では、マグネシウムの含量は6分の1にまで低下してしまいます。またマグネシウムはわかめやひじき、干しエビやするめなどの乾物、野菜やきのこにも含まれていますが、これらも現代の日本人の食生活では不足しがちです。

その不足しがちなマグネシウムが大豆、そして魚にたっぷり含まれているのです。

●大豆を食べれば糖尿病が防げる！

今、日本では糖尿病がひじょうに増えています。厚労省の調査では糖尿病患者は1000万人、将来的に糖尿病になる可能性が高い「予備軍」がさらに1000万人いるとされています。もはや国民病といっていいでしょう。

糖尿病はご存知の通り、血液中の糖（血糖値）が慢性的に高くなる病気です。血糖値が高い状態が続くことで、血管がダメージを受け、脳梗塞や心筋梗塞などの合併症も起こりやすくなってしまいます。

ところが大豆を摂ることで血糖値を抑え、糖尿病を予防することができるのです。兵庫県で50代の人に対して行った調査ですが、納豆を1日1パック以上食べる人は、1パック以下の人と比べて血糖値が正常な人が多いことがわかりました。大豆をあまり食べない人は食べる人に比べて血糖値が高い人が3倍以上もいます。

また大豆には肥満防止の効果もあります。

下図はマグネシウムと肥満の関係を調べたものです。世界の人をマグネシウムの1

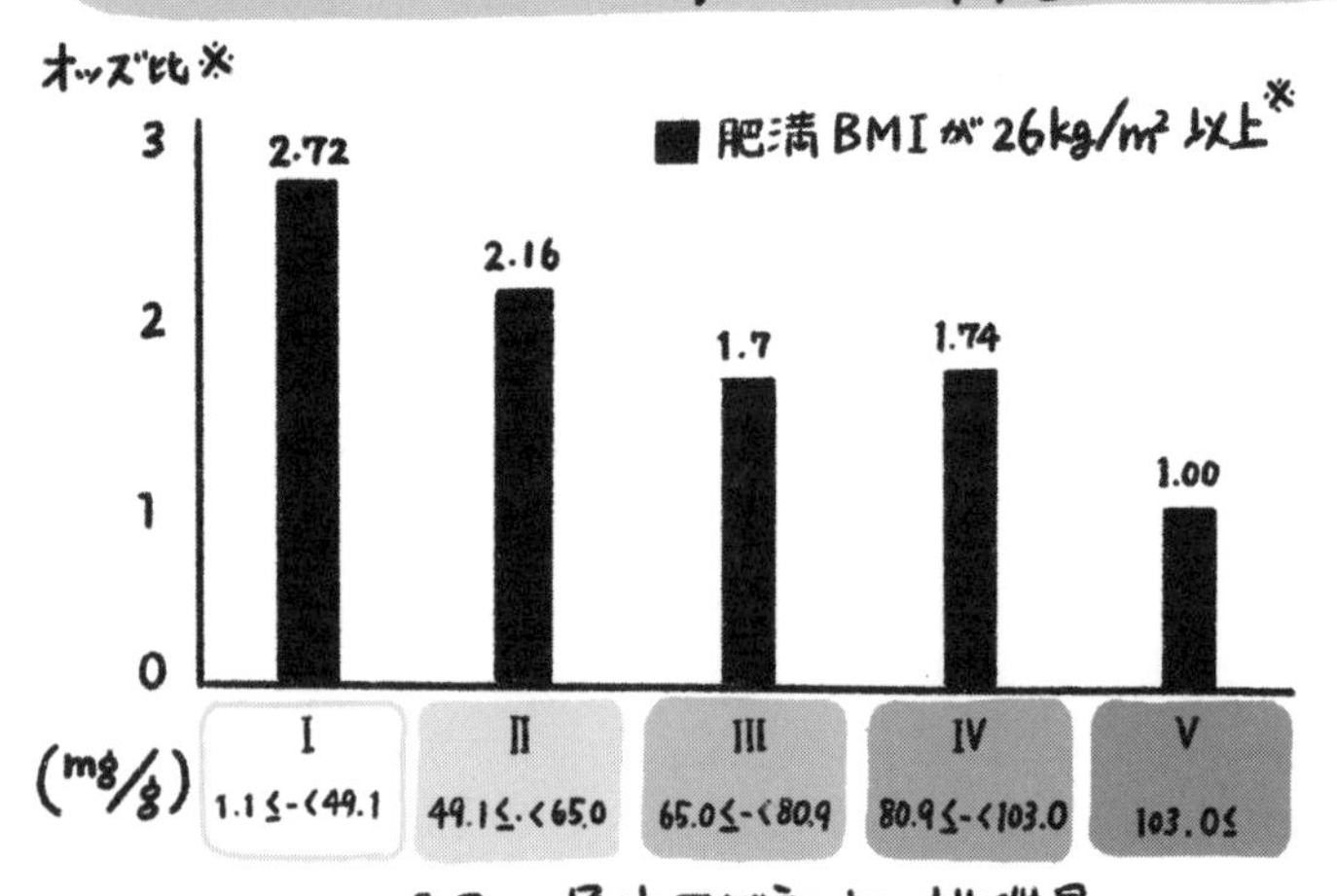

世界健診データより

※マグネシウムの1日尿中排泄量が最も多い群（V）に対しての肥満者の割合

日尿中の排泄量を体の筋肉量を示すクレアチニンで割り、排泄量の多い人から少ない人まで5分割し、肥満との関係を見ています。マグネシウムをたくさん摂っていて排泄量の多い人は肥満が少ないことがわかります。またマグネシウムの摂取量の多い人は高血圧、高脂血症が少ないこともわかっています。

●大豆には体に必要な栄養素がぎっしり！

このほかにも大豆の健康成分は多くあります。

炭水化物、たんぱく質、脂質の3大栄養素のほかに、食物繊維、カリウム、カルシウム、マグネシウム、鉄、亜鉛、リン、ビタミンE、ビタミンB1、葉酸など、多種多様な栄養素が含まれていることも見逃せません。

さらには悪玉コレステロールを低下してくれる大豆レシチン、抗酸化作用を持つ大豆サポニンといった成分も豊富に含まれています。

●大豆はどのぐらい食べればいいのか

ではこの大豆、はたして1日にどのぐらい食べればいいのでしょうか。

私たちの研究でイソフラボンの量から割り出した大豆の必要量は「60グラム」です。

大豆を1日60グラム食べることで、脳卒中や心臓死も防げますし、そして乳がん、前立腺がんを防ぎ、あらゆるがんも抑えることができるのです。

大豆60グラムというと、納豆1パックと半分です。「納豆1パック」はかつては60グラムだったのですが、どんどん小型化されていってしまい、昨今は多くが40グラムパックになってしまいました。ですから1パックでは足りません。

幸い、大豆には豆腐や豆乳などさまざまな加工製品があります。毎朝のヨーグルトに、大豆をすりつぶした粉であるきな粉を混ぜるのも悪くありません。また、最近は大豆たんぱくそのものをバー状にしたソイプロテインといったものも売られていますし、肉のように食べられる「大豆ミート」も売っています。飽きないようこれらをローテーションして毎日食べたいものです。

長寿の秘密を握る3つのS ～番外編

ヨーグルト yogurt

長寿の秘密を握る3つの食材を紹介してきましたが、プラスαとして、もう1つ食材を追加したいと思います。

それは「ヨーグルト」です。すでに述べたようにコーカサス地方も中国のホータンなど、多くの長寿地域ではヨーグルトが食べられていました。

牛や羊などの乳を発酵させて作るヨーグルトにはさまざまな健康増進効果がありますが、ここでは長寿と関係の深い「整腸作用」「生活習慣病の予防効果」「塩分の害を打ち消す効果」「免疫力を上げる効果」の4つに絞ってご紹介していきましょう。

●年齢とともに衰える腸内フローラ

私たちの腸にはさまざまな腸内細菌が棲みついています。腸内細菌には消化吸収を助けたり、免疫力をアップするなど身体にいい作用をもたらせてくれる善玉菌、反対に下痢や便

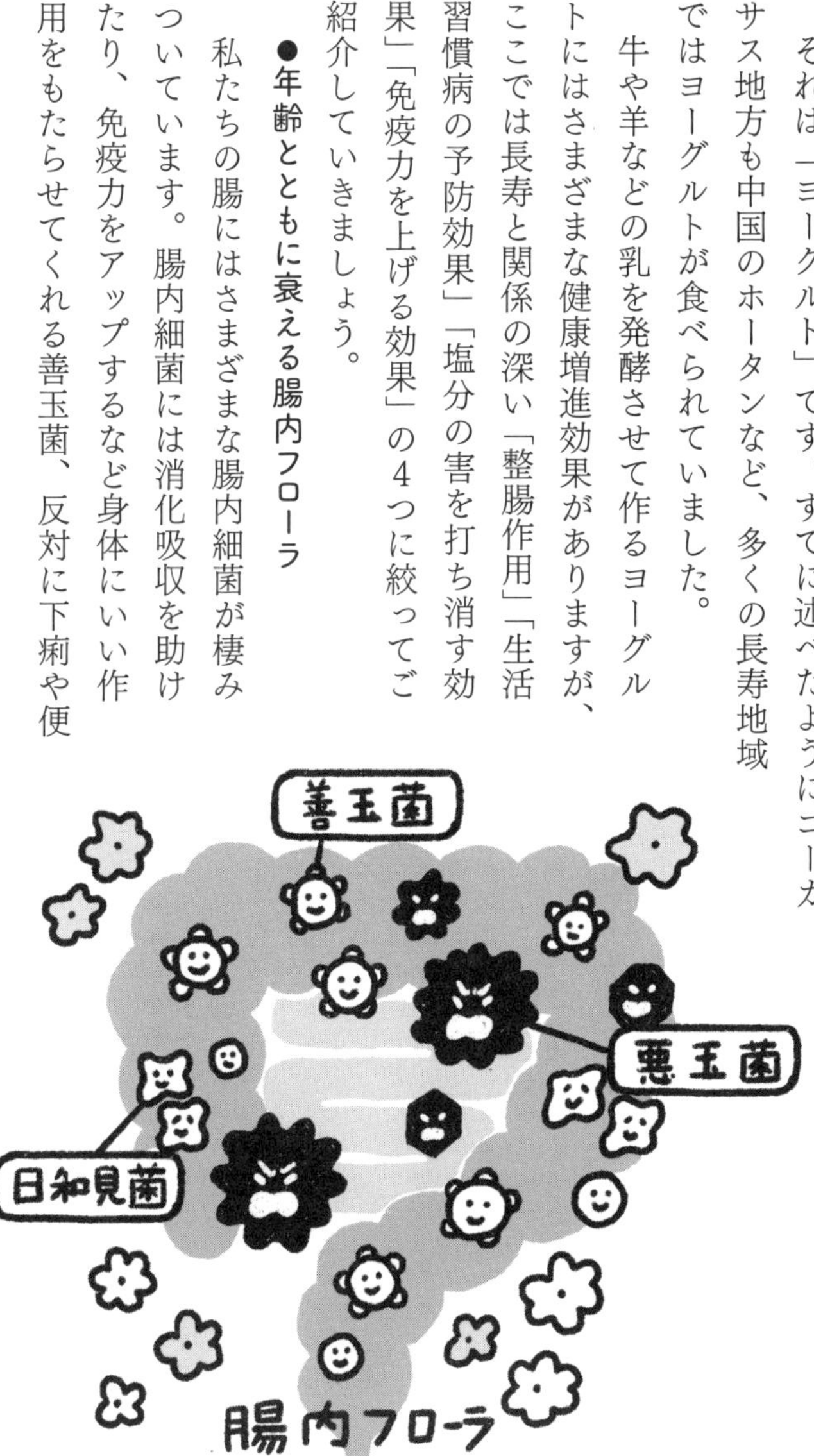

秘を引き起こすなど体に悪い作用をもたらす悪玉菌、どちらでもない日和見菌があります。善玉菌の代表はビフィズス菌です。

これらの菌のバランスのことを「腸内フローラ」といいます。腸内環境においては善玉菌が優勢な腸内フローラを保つことが大事です。ところが年齢とともに、ビフィズス菌が減少していってしまうのです。

ヨーグルトを摂取することでビフィズス菌の割合が増え、腸内フローラが整います。その結果、便通がよくなり、お腹がスッキリします。

●メタボの予防にも効果的

ヨーグルトには糖尿病や動脈硬化、メタボリックシンドローム（メタボ）を予防する効果もあります。

私たちがお米や砂糖などの糖質を摂取すると、血糖値が上がります。血糖値は血中の糖分のことですが、血糖値が急上昇すると、糖分を減らすために膵臓からインスリンというホルモンがたくさん出て、糖質が脂肪として蓄積されてしまいます。これが重なると糖尿病やメタボになります。

ヨーグルトはこの血糖値の上昇を緩やかにしてくれる作用があり、糖尿病や肥満を予防する効果をもたらしてくれます。

またヨーグルトには余分なコレステロールを肝臓へ回収し、善玉コレステロールを増やし、中性脂肪を減らしてくれる作用もあります。その結果、動脈硬化、メタボを防いでくれるのです。

●塩分を打ち消す効果

ヨーグルトにはカリウム、カルシウム、マグネシウムが豊富に含まれます。すでに述べたように、これらはすべてナトリウムを排出して塩分の害を打ち消してくれる作用を持つ栄養素です。

普段の食事で塩分を摂りすぎる傾向にある日本人には特に、ヨーグルトはひじょうに有用な食品です。できれば毎食後にでも食べていただきたいものです。

●ヨーグルトを食べる人は風邪を引きにくい

ヨーグルトには免疫力を上げる力もあります。まずヨーグルトをよく食べている人は風邪の症状が軽いことが調査の結果でわかっています。

これは尼崎市の一般市民（約７００名）の方を対象として、過去2か月間のヨーグルトを含む食事内容と、風邪を引いた回数や発熱・喉の痛みなどの風邪の症状についてアンケート調査を行ったことからわかったことです。

ヨーグルトをまったく食べないグループ、カスピ海ヨーグルトのみを食べているグループ、その他のヨーグルトのみを食べているグループに分けて解析したところ、カスピ海ヨーグルト、その他のヨーグルトを食べているグループは、発熱や喉の痛みなどの風邪の症状が軽いことがわかったのです。

２０２０年、新型コロナウイルス感染症が全世界を震撼させました。風邪やインフルエンザとコロナはもちろん別の病気ですが、こうしたウイルス性疾患は当然ながら免疫力が低いとかかりやすく、また重症化しやすくなります。特に免疫力の低下しがちな高齢者はリスクが高いのです。

日ごろからヨーグルトを食べて免疫力をしっかりつけ、病気にかかりづらい体作りをしましょう。

エピソード 10 コーカサスで身をもって知ったヨーグルトの免疫増強効果

私がヨーグルトの免疫力アップ効果に注目したのは、初めてコーカサス地方を訪れたときのことでした。

グルジアの奥地・オセチアで私たちは村人たちの大歓迎を受け、採れたてのブドウを山盛り振る舞われました。

しかし、なかなか手が出ません。なぜならブドウには大量のハエがたかっていたからです。コーカサスは牧畜地域ですから、牛のフンなどにたかるハエがたくさんいるのです。

だが歓迎して出してくれたものを無下に断るわけにはいきません。腹をくって地元民と同じように、皮も種も一緒にいただきました。

案の定、私たち日本人は全員が下痢をしてしまい、大変なことになりました。しかし同じものを食べた村人たちは平気です。

そこで私は、彼らが日常的に食べている「自家製ヨーグルト」に何か免疫力を高める秘密があるのかもしれないと考えたのです。このことはすでに述べたことですが、日本に戻ってから調べたところ、たしかに免疫力を上げる効果があるらしいことがわかっています。

余談ですが、同じようにブドウを食べた私たち日本人の間でも下痢の程度の軽い人と強い人がいました。

　その日、ワインも勧められて一緒に飲んだのですが、お酒が強くてワインをたくさん飲んだ人は下痢の程度が軽かったのです。中程度に飲んだ私は中程度の下痢。お酒の飲めない人は一番ひどい下痢でした。

　地元の人はワインはもちろん、強いウォッカもガブガブ飲んでいました。「酒は消毒になるのか」とトイレで苦しみながら考えたものですが、そんなときでも研究と結びつけて考えてしまうのは我ながらおかしみも感じました。

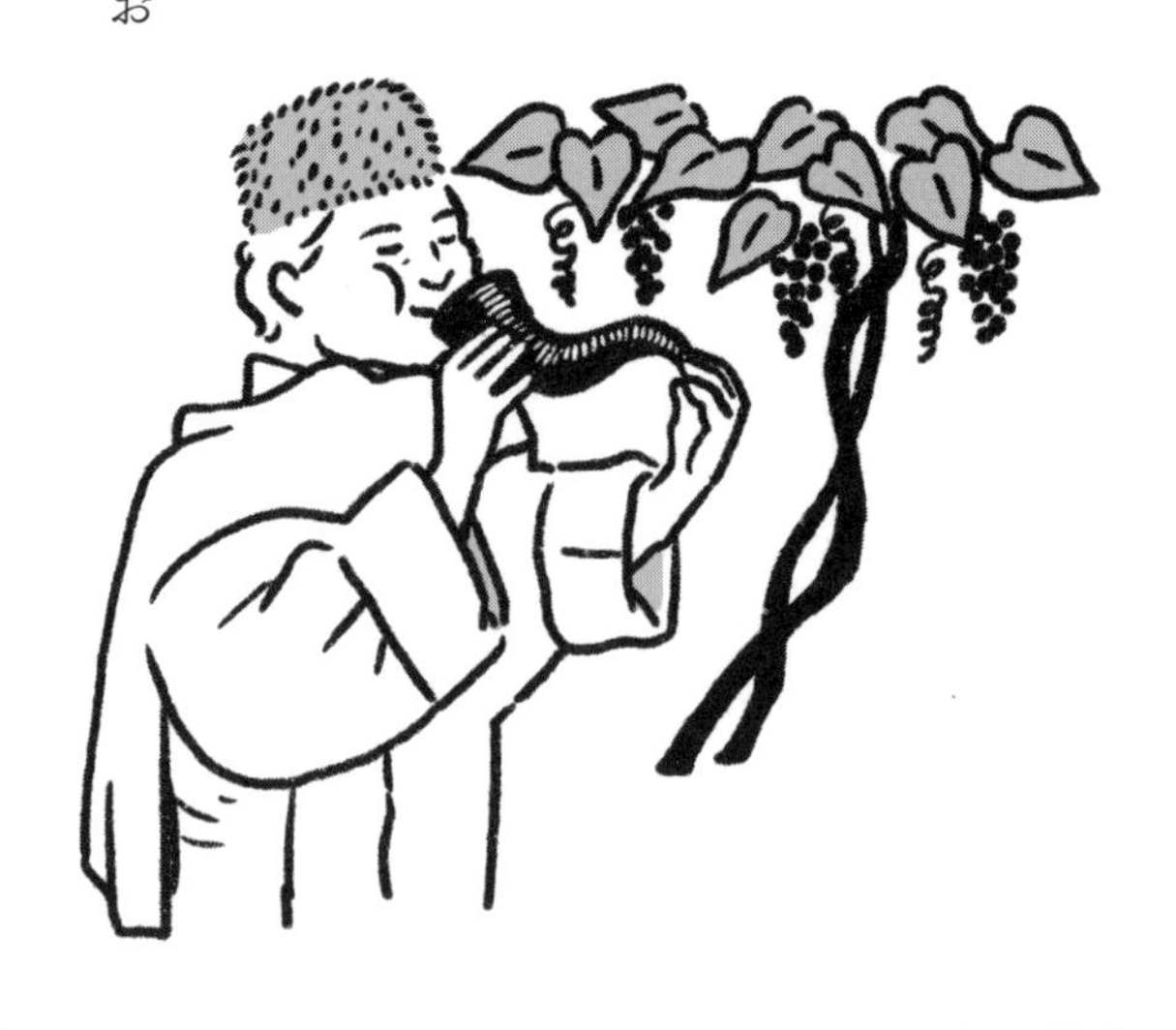

II 長寿の秘密は「和食」にあり

「青い鳥」は日本にあった！

世界の長寿地域を調べてわかった「長寿の秘密を握る3つのS（プラスα）」食材をご紹介してきました。

では、これらを踏まえ、私たちはどんな食べ方をすれば健康長寿を達成できるのでしょうか。

もうおわかりの方もいらっしゃるかと思います。その答えは和食、つまり日本の伝統的な食事にあります。

世界を回って調査を行うほどに、再認識させられたのは「和食のすばらしさ」でした。和食には健康長寿のためのエッセンスがほぼすべてそろっているのです。

これが世界61地域を30年かけて調べて回った結論です。日本の伝統食こそ、理想に近い長寿食です。

まさに「青い鳥」は日本にいたのです。

「魚＋大豆」はゴールデンコンビ！

和食の健康食材にはいろいろなものがありますが、健康長寿を考える時、なんといっても「魚＋大豆」が卓抜しています。

まずタウリン（魚）とイソフラボン（大豆）の摂取量を、尿中の排泄量で調べ、日本とそのほかの国を比較した図（左）をご覧ください。

タウリン、イソフラボンの摂取量をそれぞれ5分割した棒グラフを作ると、両方を最も摂取しているのは圧倒的に日本人であることがわかります。また、両方とも最も摂っていない人では0％で、奥に向かっていくに従って、きれいな富士山型になっています。日本人がいかにこの両者を多く摂っているかがわかります。

「タウリンとイソフラボン」で若々しい血管を保つ

ではなぜ「タウリンとイソフラボン」が長寿食の最強コンビなのか、そのメカニズムを考えてみましょう。

血管の内側には「血管内皮細胞」があり、血管を守っています。

この内皮細胞が高血圧や喫煙などによって傷つくと、その部分にコレステロールがたまり、血液の流れが悪くなってしまいます。すると血管の弾力性が失われてしまい、「動脈硬化」となります。

ところが最近の研究では、血管内皮細胞が傷つくと、組織を回復させる能力を持つ「幹細胞」が増殖して、傷ついた部位を修復してくれることがわかっています。

しかしこのとき、血管が老化していると修復もうまくいきません。

逆に血管が若々しいと再生もスムーズです。

この血管の内皮細胞の元になる幹細胞は「前駆細胞」として血中に流れています。脳卒中ラットにタウリンを与えておく

魚+大豆は長寿のゴールデン・コンビ

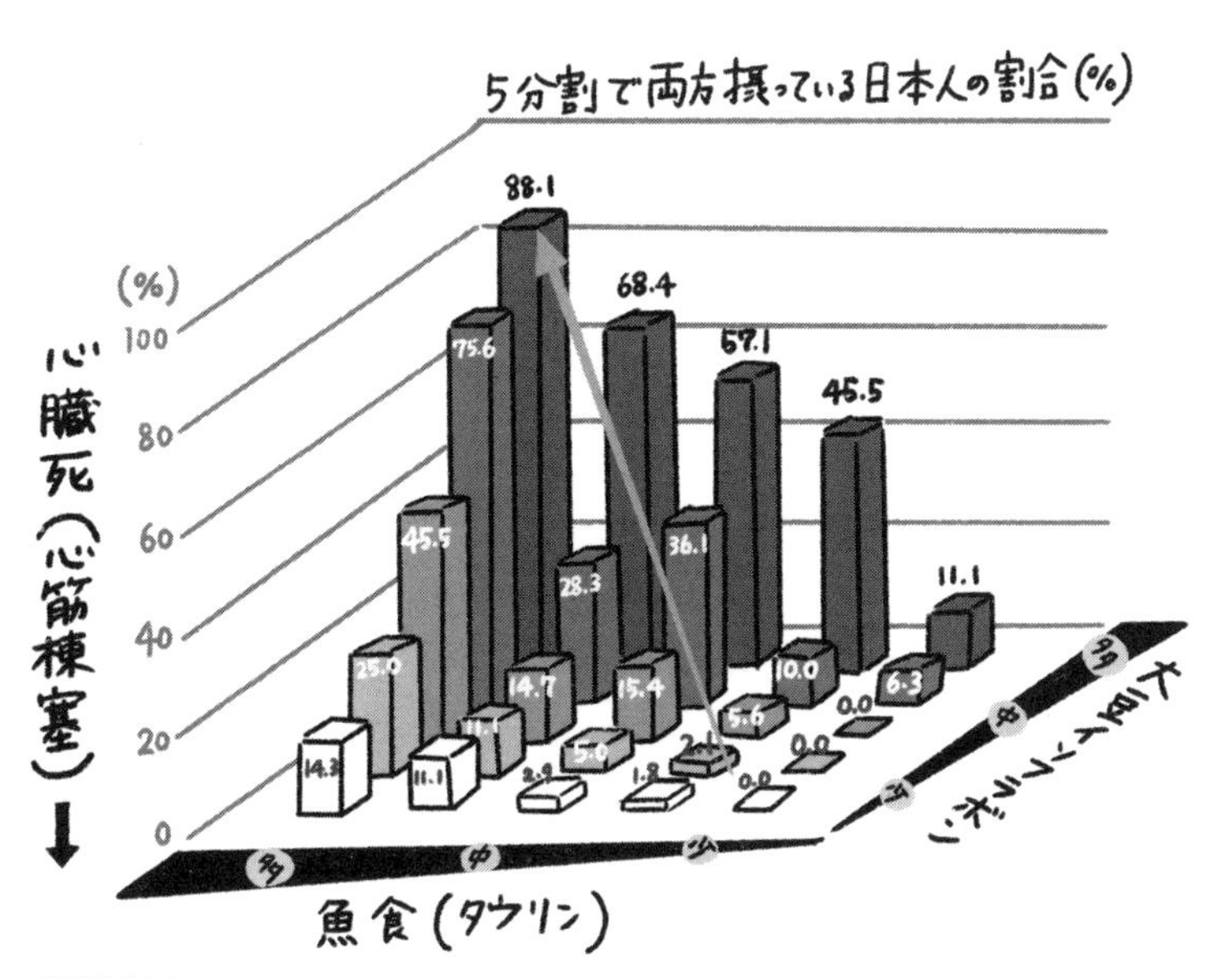

世界健診データより

と、この前駆細胞の増殖力が増え、血管を若く保つ作用があることが証明されました。

また、ヒトにおいても、タウリンを与えたボランティアでやはり前駆細胞の増殖力があることが日本大学の福田昇教授との共同研究で証明されています。

一方イソフラボンは血管内皮細胞の遺伝子を働かせて、「NO（一酸化窒素）」という物質を産生してくれます。

NOは血管をしなやかに保ち、血栓を作らせない「血液サラサラ効果」があり、心筋梗塞や脳梗塞を予防してくれます。

つまり、タウリン、イソフラボンはそれぞれが血管をしなやかに、若く保つ働きがあるのです。この2つがそろえば、そのパワーはよりアップすること間違いなしです。

「人は血管とともに老いる」と申しました。血管が若々しければその分、寿命も延びるのです。

「魚と大豆」で認知症も防げる!?

「魚と大豆」を摂ることで、認知症も防げるかと期待される調査結果も出ています。

左図は2016年に兵庫県で摂られたデータです。

魚を摂っている人を多い人から少ない人まで3つのグループ、同様に大豆を多く摂っている人から少ない人まで3つのグループに分けます。

その上で血中の「葉酸」の量と比べます。葉酸はビタミンB群の一種で、脳の発達にとってひじょうに深く関係していて、認知症の予防にも効果があると期待されます。実際、米国では法律で穀類に葉酸を添加するように義務づけされた1998年以後、年齢別に見ても認知症が低下しているのです。

魚と大豆を多く摂っているグループがもっとも葉酸値が高くなっているのがおわかりかと思います。

実際に葉酸が認知症の予防に

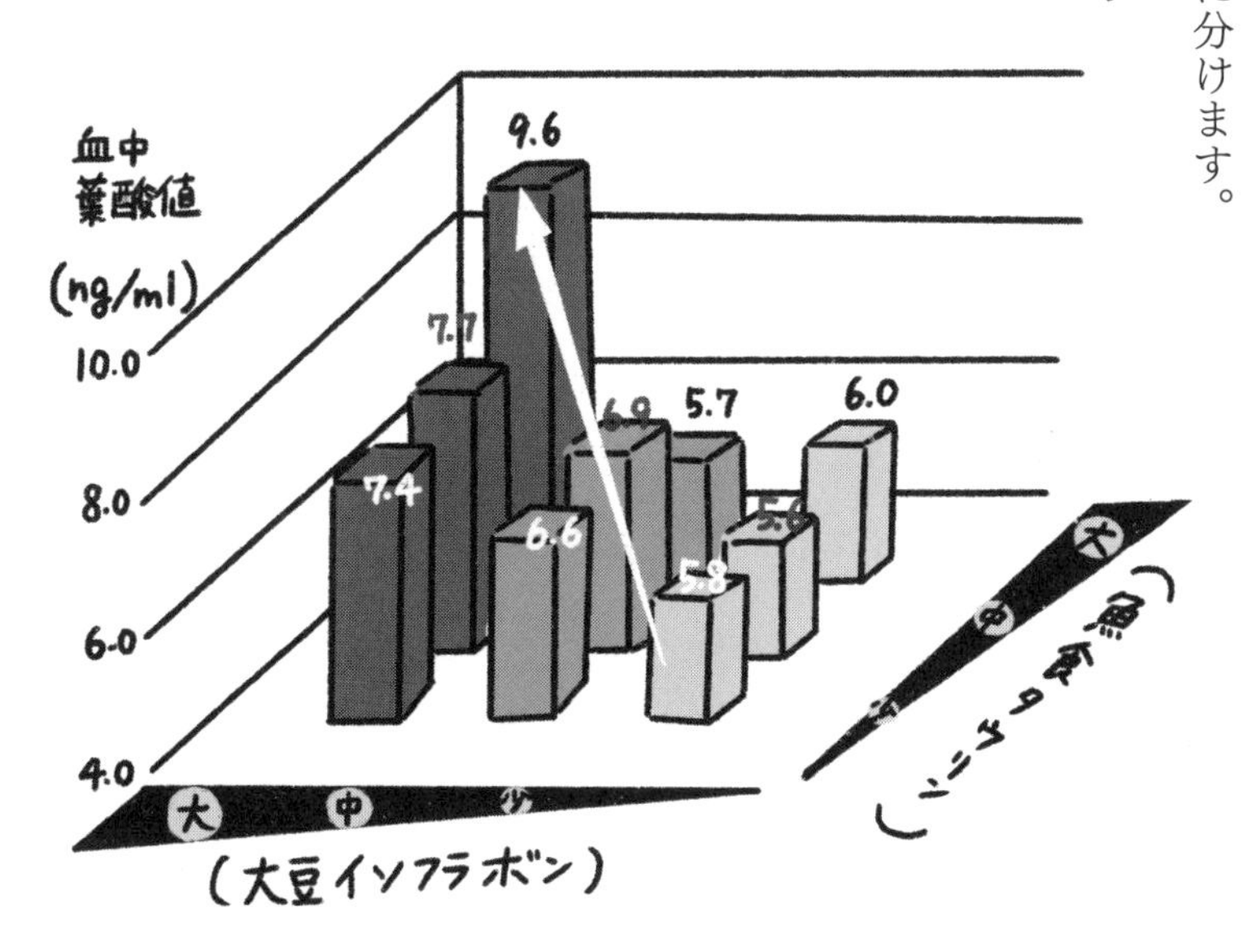

健康兵庫21県民運動データより

どれだけ効果があるかを調べたオックスフォード大学の研究もあります。

葉酸を多く摂ったグループ（平均年齢77歳・80名）は、摂らなかったグループ（平均年齢76歳・76名）に比べて、調査した2年間での脳の萎縮が明らかに少なかったのです。

認知症は高血圧、肥満、糖尿病があると、なりやすくなります。

魚と大豆には高血圧や肥満、糖尿病を防ぐという側面からも、認知症の予防効果があるのです。

その意味でも魚と大豆は絶妙なコンビネーションといえるでしょう。

Dr.ヤモリの健康メモ　マグネシウム、タウリンを摂る工夫

長寿を握るカギでありながら、現代日本人に不足しがちなマグネシウムとタウリン。この両方を賢く摂るためには「海のもの、山のもの」を考えるといいのです、

タウリンは魚介類や海藻など「海のもの」に多く含まれ、マグネシウムはナッツなどの種子類、大豆などの豆類、精白されていない穀物、野菜など「山のもの」に多く含まれるからです。

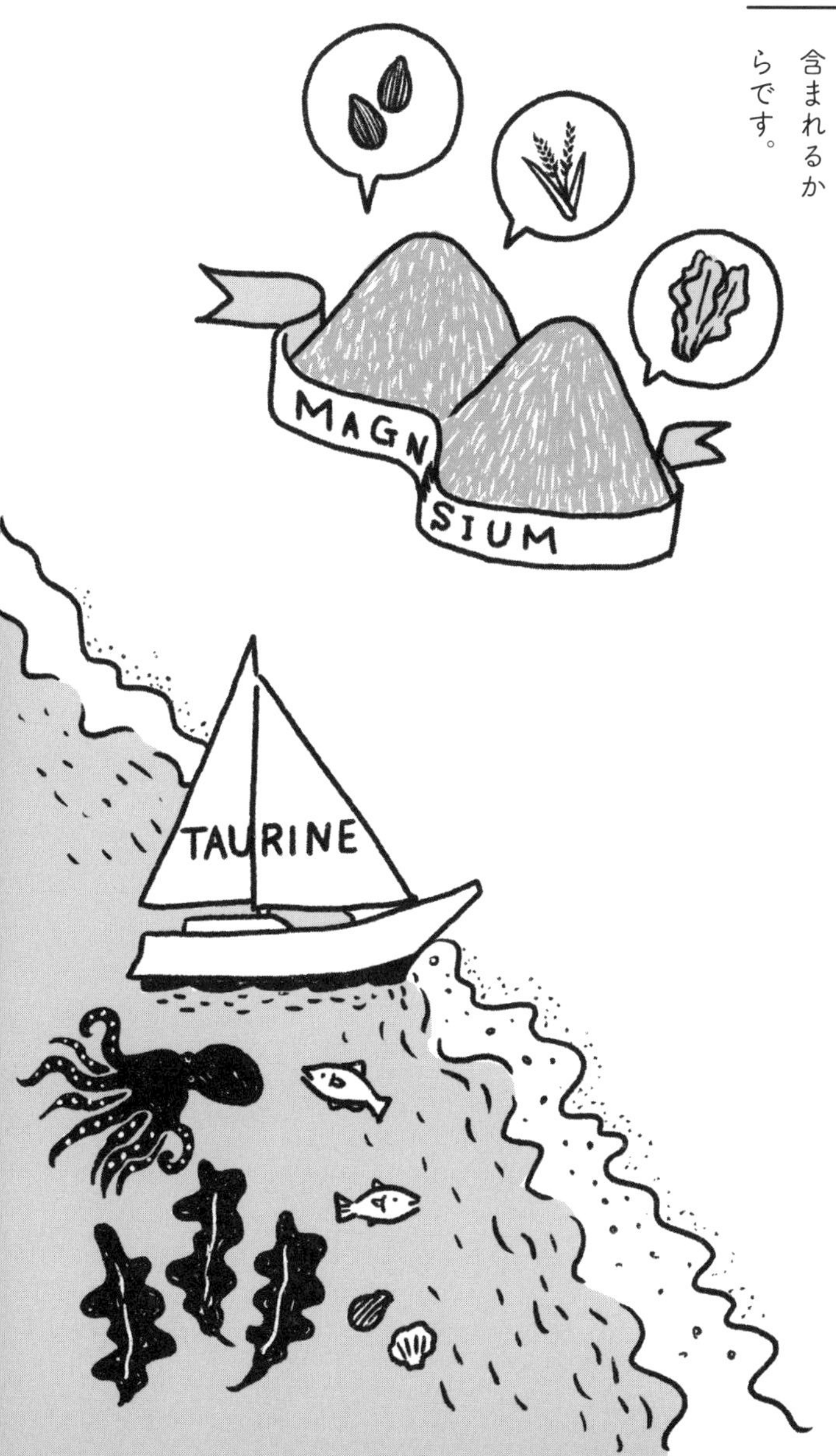

サプリメントよりも食事を

マグネシウム、タウリン、イソフラボンと長寿の栄養素・成分を紹介してきましたが、これらを「サプリメント」で摂取してもいいのですかという質問を受けることがあります。

確かにこれらの成分はさまざまなメーカーからサプリメントとして発売されていて、TVCMなどでさかんに宣伝されています。

結論から言えば、サプリメントの有用性はあります。先に紹介したカンポグランデの人に対する栄養改善調査ではサプリメントが役立ちました。

またオーストラリア・アボリジニに対しても同様にサプリメントを使って栄養改善調査を行いました。肥満者の多いアボリジニは20代から糖尿病や高血圧に悩まされている人が多くいます。いくら大豆が体にいいからと言っても、たんぱく質の過剰摂取につながり、腎臓病などの合併症を引き起こしかねません。そこで大豆からたんぱく質を取り除き、イソフラボン、サポニン、マグネシウム、カルシウムといった栄養成分は保った状態のサプリメントを活用して、これを提供しました。

ただ、サプリメントはあくまで栄養補助食品であって、やはり必要な栄養は食事からとることが基本です。

サプリメントは食材の代わりにはなりません。大豆を摂る代わりに、イソフラボンのサプリメントを摂ればいいという話にはならないのです。大豆にはイソフラボンだけでなく、マグネシウム、カルシウム、たんぱく質、食物繊維も含まれているのです。これらの相乗効果も期待できます。

魚も同じです。タウリンだけでなく、ＥＰＡ、ＤＨＡ、たんぱく質、カルシウム、マグネシウム、ビタミンＤといったさまざまな栄養素が含まれています。

ですから食材の形で摂らないと、もったいないのです。栄養の摂取にはあくまで食材から取ることが大前提で、サプリメントはどうしても栄養が足りない場合にのみ、補助的に使うものと考えていただきたいと思います。

地中海食と和食の「2つの共通点」とは

長寿食と言えば日本食とともに、地中海食も有名です。しかしこの２つを比較した研究は今までありませんでした。せっかく現地調査したのだから、この２つを比べてみようと思い立ちました。

スペインからイタリアからギリシャまでの地中海地域６か国と、それから地中海と離れた欧米の６か国、そして沖縄を含めた日本の６地域を比べて、共通点を探してみました。すると長寿の要因が２つ、クッキリと示しだされたのです。

ひとつは「魚介類」です。地中海、日本の両地域ともにタウリンの摂取量がひじょうに多くなっています。

もうひとつは「日本人は大豆、地中海の人はナッツ」で健康維持です。アーモンド、クルミなど、地中海の人はナッツをひじょうによく食べます。古代ローマ人はアーモンドのことをグリークナッツ（ギリシャの木の実）と呼んだそうです。

大豆とナッツの共通点はマグネシウムがひじょうに豊富なことです。タウリンとマグネシウムこそは「生命の素」と述べてきましたが、地中海と和食、2つの長寿食は見事にこの「生命の素」をしっかり摂っていたのです。

そして最近わかったこととして、地中海の人も尿中にイソフラボンが検出されます。量は日本人に比べると少なく、3から4分の1程度です。これは地中海の人も食べるひよこ豆が由来だと思われます。ひよこ豆にもイソフラボンが含まれているからです。このひよこ豆は古代エジプト人、古代ローマ人も食べていたと思われます。大豆が入ってくるまでの長い期間、欧州は「ひよこ豆地帯」であったと言われています。

このひよこ豆によるイソフラボンの摂取も地中海沿岸にかけての長寿を支える一助かともと思われます。

なぜ縄文人は、弥生人よりも体格がよかったのか？

タウリンとマグネシウム、この2つの「生命の素」が長寿食を支える基本だと述べてきましたが、実ははるか古代にこの長寿食を実践していた人たちがいます。それは「縄文人」です。

縄文人の食生活は、今も各地に残る「貝塚」を分析すればわかります。

まず縄文人の食生活で欠かせないのは、「貝塚」というぐらいですから貝類です。アサリ、ハマグリ、アコヤ貝、イタヤ貝など、実にさまざまな種類の貝を食べていたことがわかります。もちろん貝だけでなく、魚も食べていました。

また木の実もひじょうに多く食べられていました。どんぐり、くるみ、くり、とちの実など、こちらも種類豊富です。団子にしたり、クッキーにしたりと、調理法も現代人顔負けです。

こうして考えると、海の幸からタウリン、山の幸から

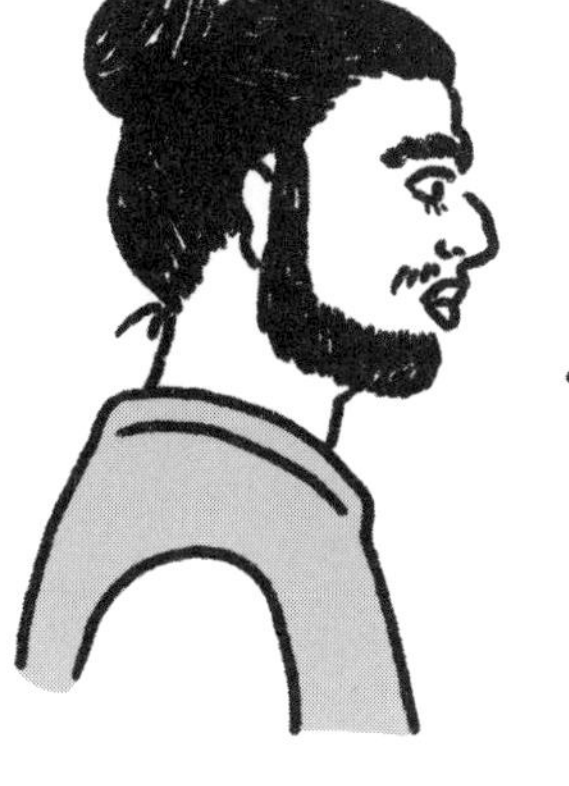

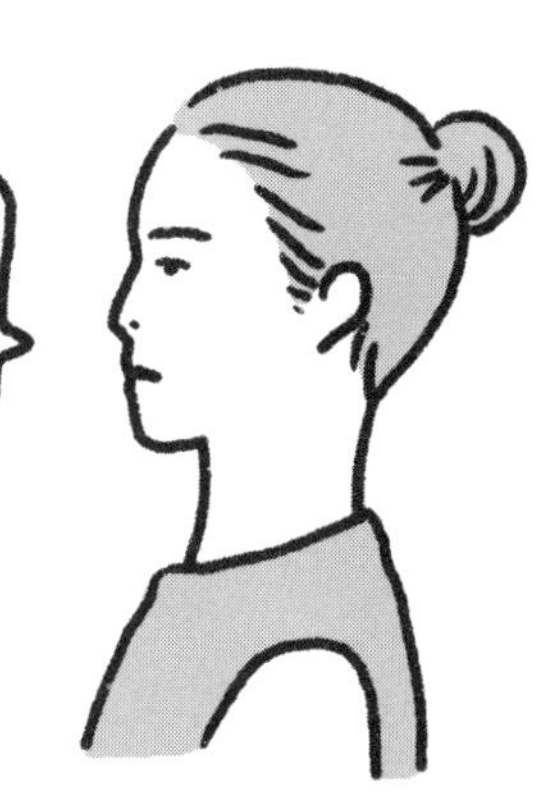

マグネシウムと、縄文人の食生活はひじょうに理にかなった、理想的な食生活であったと考えられます。実際、ある研究によると縄文人のほうが、後に稲作文化を伝えた弥生人よりも体格は立派だったとも言われています。むしろ米食時代よりも縄文時代のほうがヘルシーでかつ、長寿であったと言っても間違いないでしょう。

縄文人が食べていた食品

魚、海藻、貝類、豆、果物、山菜、きのこ、動物の肉、木の実

「人間の進化」から考える栄養学

生命は海から生まれました。およそ38億年前、海の中で最初に生まれた生命体は単細胞の生物でした。そこから進化がはじまり、生物は海水の中にたっぷり溶け込んでいるマグネシウムを使って、体内のシステムを維持する仕組みを作り上げたのです。

その後、一部の生物が陸に上がって、哺乳類となり、人類へと進化してきました。その進化の過程でも、一貫してマグネシウムは生命体を維持するために必要とされてきました。

一方タウリンは、おそらく生命体が陸に上がってきたときに、細胞の浸透圧を調整するために必要だったのではないかと考えられます。海から陸という環境に適応するためには、

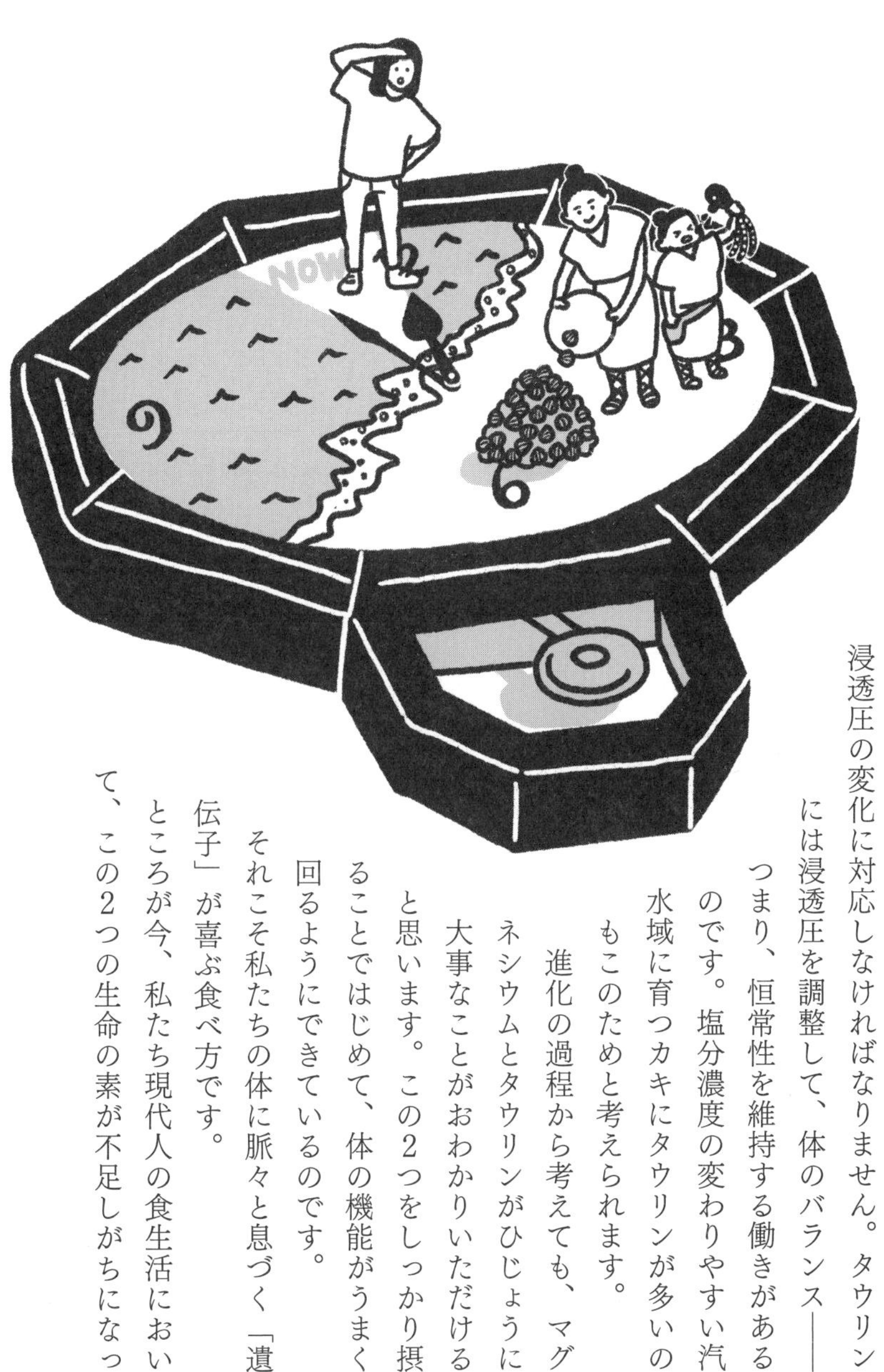

浸透圧の変化に対応しなければなりません。タウリンには浸透圧を調整して、体のバランス——つまり、恒常性を維持する働きがあるのです。塩分濃度の変わりやすい汽水域に育つカキにタウリンが多いのもこのためと考えられます。

進化の過程から考えても、マグネシウムとタウリンがひじょうに大事なことがおわかりいただけると思います。この2つをしっかり摂ることではじめて、体の機能がうまく回るようにできているのです。

それこそ私たちの体に脈々と息づく「遺伝子」が喜ぶ食べ方です。

ところが今、私たち現代人の食生活において、この2つの生命の素が不足しがちになってしまっています。

私たち人類の先祖は、240万年前に誕生した化石人類です。240万年を「1日24時間」で考えると、10万年が1時間です。そうなると1万年はわずか6分です。いってみれば私たちは「23時間54分」までずっとタウリンとマグネシウムをたっぷり含まれた食事をしてきたのです。

それが24時間の最後の「6分間」でガタッとタウリン、マグネシウムが減って、食生活が激変してしまったのです（前ページイラスト）。

人類の長い歴史を考えるまでもなく、私たち人間はそんなに短期間で都合よく進化できるものではありません。タウリンとマグネシウムという、「生命の素」が不足した食生活に「最後の6分」で急に対応できるわけがないのです。

人類が「塩の害」から逃れられない理由

さらに人類の進化から考えると、私たちが「塩」の問題に直面してしまうのは避けられないという面があります。

生命は海から生まれましたが、海水にはたっぷりのナトリウムが溶け込んでいます。当然ながらナトリウムは大事な栄養素として生命維持に使われてきました。

ところが陸に上がったときに、生命はナトリウムの不足に直面します。海には豊富にあったナトリウムが陸では容易に手に入りません。

そこでナトリウムを再吸収する仕組みを作り上げたのです。つまり、一度尿として排出したナトリウムを腎臓で再吸収して血液中に戻すというシステムが備わったのです。ですから私たちの体はもともと最小限の塩で足りるようにできているのです。

ところが、現代では塩が十分に手に入る時代です。まして人間の舌はヒトの先祖が陸上に上がった時代から塩味を「おいしい」と認識するようになっています。その時代は特に塩分不足だったので、塩分には今よりもずっと敏感だったのでしょう。その遺伝子が今も伝わっているために、いとも簡単に塩分過多になりやすくなってしまったのです。

であれば、ますます塩を排出するためにマグネシウムが必要です。ところが先にも述べたように現代人の食生活にはマグネシウムが不足しています。

現代人は二重の意味で「塩分の害」を受けてしまっているのです。

「3つのS」で健康寿命が10年延ばせる!

さて、ここまでは世界中を回ってわかった「食と健康の関係」について、栄養素の観点から述べてきました。

3つのS、「適塩・魚・大豆」こそ長寿食の大事な要素です。私は「適塩で3年、大豆・魚で7年、健康寿命を延伸できる」と考えています。

まえがきで、日本において実際の寿命と健康寿命の差は「10年」あると述べました。つまり「3つのS」でこの10年を埋めることができるのです。

では「3つのS」を実践するためには一体、どのようなものを食べればいいのでしょうか。次章から「食べ方」の実践編に入っていきましょう。

第5章 遺伝子が喜ぶ「令和食」の5大ポイント

和食がなぜ世界文化遺産に登録されたのか

２０１３年、和食はユネスコ無形文化遺産として登録されました。

和食の特徴として、新鮮な食材を使うことや四季折々の自然が表現されていること、健康的なこと、年中行事と密接に関わっていることなどが挙げられています。

ではなぜ健康的かというと、お米を主食とし、コレステロールが低めで、大豆と魚という長寿食をバランスよく摂っているからであると、私たちの研究から裏付けができるわけです。

141ページで魚（タウリン）と大豆の摂取量と心筋梗塞の死亡率を調べた表を紹介していますが、これを見ていて私は、はたと思いついたのです。

この表はちょうど富士山の形に見えます。まさに富士山こそは和食のすばらしさを表すにふさわしいデータだと感じました。

あなたにもぜひ、美しい雪の冠をかぶっている富士山の頂上と同じようにバランスの取れた食事を摂ってもらいたい――私はそのように願っているのです。

和食から「令和食」への進化を

しかしそんな和食にも欠点があります。前章で紹介した「長寿食3つのS」を思い出してください。

そうです、最初のS、つまり「塩分（SALT）」です。

和食はどうしても食塩が多いという欠点があります。というよりも、世界中どこに行っても伝統食はどうしても食塩が多い傾向にあります。「大豆と魚」という長寿食材を摂ってはいるが、一方で食塩が多いという従来の和食は「(単なる) 長寿食」です。

であれば、この和食の欠点を補い、なおかつ世界の長寿食のいいところを取り入れれば、「究極の長寿食」が完成するわけです。

私はこの究極の長寿食を「令和食」と名付けています。「令」は「美しい」という意味で、「和」はバランスを意味します。美しいバランス食が令和食なのです。

従来の伝統的な和食を進化させた、新しい和食のスタイル、それが令和食です。まさに令和の時代にふさわしい、新しい時代の長寿食、それが令和食です。

「令和食」の基本を育てた〝食育先生〟

実は「令和食」の基本は、令和の年号が生まれる10年以上も前、本書の監修者であり、私どもの国際健康開発研究所の森真理講師（当時）が世界健診で分った成果を社会還元するために始めた「ヘルシープラス活動」で培われたのです。

この活動は、世界研究で分かった、食生活で血管を健康にすれば、〝きれいで元気になれる食育〟を誰もが先生となって教えを広められるよう、つまり〝食育先生〟を増やすためのもので、この5つの基本はその中から生まれてきたものなのです。

食はいのちですが、いのちを賢く支える毎日の食事の基本は、けっしてむずかしいことではありません。学生さんから子育て中の方々、自分の健康寿命を延ばしたい方々など、誰もが容易にマスターして実践できる基本なのです。これまで270人の食育先生が育ち、4500人の方々が食育先生の講座にご参加くださいました。

令和食の5大基本

「令和食」とはどのような食事なのか

令和食とは、従来の伝統的な和食をベースとしながらも、適塩で、西洋の長寿食（ヨーグルト）を取り入れた食事です。和洋のいいところ取りです。

具体的には以下の5つになります。

①野菜・果物をたっぷり食べる
②適塩を心がける
③脂質は控えめにする
④主食、主菜、副菜をバランスよく食べる
⑤「まごわやさしいよ」食材を摂る

では以下、それぞれについて解説しましょう。

令和食の5大基本① 野菜・果物をたっぷり摂る

野菜、果物にはビタミン、ミネラル、食物繊維、抗酸化栄養素が豊富に含まれています。厚労省が推奨する1日の野菜の摂取量は350グラムです。

中でも野菜や果物に含まれるカリウム、マグネシウムはナトリウム（食塩）の害を打ち消してくれます。

また食物繊維には食べたもののカスや余分な脂肪分、塩分を便にして排出してくれる作用があります。

つまり野菜や果物を摂ることで、腸を掃除し、血液をきれいにすることができるのです。さらに野菜に含まれる抗酸化栄養素は血管にコレステロールがたまるのを防いでくれます。

長寿地域であったコーカサスでは野菜や果物だけでお腹いっぱいになるほどの量を食べていましたし、シルクロードのオアシスの都市でも新鮮な野菜や果物をたっぷりと食べ、収穫時以外の時は乾燥させた果物を食べていました。

令和食の5大基本② 適塩を心がける

現在、日本における1日の食塩摂取量の目安は男性7・5グラム、女性6・5グラムです。

すでに述べたように1日の塩分を7グラムに抑えると脳卒中による死亡率はほぼゼロにな

ることがわかっています。また日本人のデータを分析したところ、1日あたりの食塩の摂取量を2グラム減らすことで、平均寿命が1年延びることもわかっています。

では適塩にするためにはどうすればいいのでしょうか。いくつかコツがあります。

●出汁を効かせる

煮物や汁ものはしっかり出汁を効かせることで、塩分を抑えることができます。

京都の伝統料理に「おばんざい」があります。京野菜を中心に、魚や豆腐、湯葉などを組み合わせたお惣菜のことです。

おばんざいは素材の味を生かした薄味ですが、出汁がしっかり効いているので、十分に満足感があります。

●酸味を生かす

レモンやお酢などで、酸味を効かせることでアクセントになって、薄味でも物足りなさを感じさせません。

●塩を打ち消す食材を使う

101ページで述べたように、食塩を減らすとともに塩の害を打ち消すカリウム、カルシウム、マグネシウムを多く含んだ食材を使うことがポイントです。

●「蒸し料理」で調味料要らず

野菜は蒸したり、電子レンジなどの無水調理をすることで、うまみが引き出され、少量の塩分でもおいしく食べられます。

●適塩生活に慣れる

適塩のコツをさまざま紹介しましたが、なにより重要なことは「慣れ」です。

適塩生活を始めると最初は「なんとなく物足りない」「おいしくない」と思ってしまうかもしれませんが、味覚は慣れです。これは後のヘルシーランチ・プロジェクトの項目で述べるのでそちらを参照してください。

一度薄味に慣れてしまえば、素材の味や風味がよくわかるようになります。そしてそれこそ本来あるべき味覚であるはずです。

まずは1週間、適塩生活を続けてみてください。きっと薄味に慣れ、味覚が変わっていくはずです。

令和食の5大基本③ 脂質は控えめにする

脂肪の摂りすぎは動脈硬化を招き、心筋梗塞などを引き起こす原因となります。

世界調査で訪れた短命の地域では動物性脂肪を摂りすぎているところが多くありました。羊の脂をたっぷり摂るカザフ族、シュラスコを主食とするブラジル・カンポグランデの話はしましたが、イギリスの北部のルーイス島の食事もまた動物性脂肪がたっぷりでした。羊を放牧しているため羊の肉はふんだんにあります。ステーキにして食べるほか、干し肉、ベーコンといった保存食にもしています。これらを卵やラードを使ったパンと一緒に毎朝朝食に食べるのですから、動脈硬化の実験をしているようなものです。

健診をしたところ、50代前半で50%が高血圧という、世界でも最悪の結果となりました。心筋梗塞による死亡率も当然高く、当時フィンランドと並んでヨーロッパで最高でした。

同じ肉を食べるにしても、沖縄や中国のウイグル族のように、調理の工夫で脂を落として食べる食べ方をすれば、余分な脂肪は摂らず、たんぱく質だけを上手に摂ることができます。

日本でも食の欧米化に伴い、脂質摂取の割合が増加しています。脂質はなるべく少なくしましょう。全体のエネルギーに対する脂質の量を減らすことで栄養バランスが整います。

令和食の5大基本④ 主食、主菜、副菜をバランスよく食べる

主食、主菜、副菜をバランスよく食べることも大事です。

和食の主食はご飯です。日本人の場合、摂取エネルギーの6割をご飯が占めているといわれます。このおかげで余計な脂肪摂取を抑えることができているのです。またご飯はパンなどに比べても糖分の吸収が遅いため、肥満や糖尿病を予防する効果が高いのです。

ですからご飯を中心に、バランスよくおかずを食べるという和食はひじょうに理にかなった食べ方といえます。

バランスのいい食事が簡単に取れるチェックポイントがあるのでご紹介します。

✔副菜は主菜の2倍以上摂ること

肉・魚などの主菜に対して野菜、きのこ、イモ、海藻などが副菜となります。この時に副菜は主菜の「見た目の2倍」以上摂るようにする。

✔副菜は1食で140グラム以上摂る。

「1日1膳」（後述）効果を期待されている方は1食の副菜量を200グラム以上にしましょう。

✔主菜には魚・大豆をしっかり摂る。肉は控えめに。

令和食の5大基本⑤「まごわやさしいよ」食材を摂る

健康にいい食べ物の頭文字を並べて、「まごわ（は）やさしい」という言葉で覚えるという運動があります。あなたもお聞きになったことがあるでしょう。これは医学博士で、料理研究家でもある吉村裕之氏発案の言葉です。

「ま」豆類（特に大豆製品）
「ご」ゴマなどの種実類
「わ（は）」ワカメなどの海藻類
「や」野菜
「さ」魚
「し」椎茸などのキノコ類
「い」イモ類

これらの7種類の食材を1日1回は摂取しましょうというのが「まごわ（は）やさしい」運動の提唱するところだったのですが、私の令和食ではこの8種類の食材の最後に、「ヨーグルト」を加えて、「まごわ（は）やさしいよ」を提唱しています。

有名な九州の久山の疫学調査では、認知症予防には大豆、野菜、海藻、魚に加え、牛乳、乳製品の摂取が有効であることが報告されています。ですから、ヨーグルトでなくても牛乳でもいいのですが、日本人は牛乳に含まれる乳糖を消化する酵素を持っていない人も多く、「牛乳を飲むとお腹がゴロゴロする」という人が少なくありません。しかし、そういう人でもヨーグルトならば、発酵によって乳糖分が分解されているので、牛乳が苦手な人にも安心して摂ってもらえることができるのです。

1日3食の中で、それぞれ1回でも「まごわ（は）やさしいよ」食材を摂るように心がけましょう。実はそれらの食材を揃えるだけで、毎日必要なビタミンやミネラル、食物繊維など必要な栄養素を摂取する事ができるからです。

では、この「ま・ご・わ（は）・や・さ・し・い・よ」の8つの食材をどのように摂取するのが良いのでしょうか。それらのコツについて説明をします。

まごわ
やさしい
よ？

主食1・主菜1・副菜2の割合で

まず、バランスの良い食事をするには、主食1つ、主菜1つ、副菜2つという品数の組み合わせが大切です。主菜はいわゆるメインのおかず、それに添える副菜2つのうちの1つは味噌汁やスープという発想で考えるのがいいと思います。これらの中に、1日1回、「まごわ（は）やさしいよ」が登場するということです。

献立を考えるうえで重要なのはもちろん、大豆と魚のゴールデン・コンビですが、大豆については朝食の副菜として納豆や冷や奴を摂ってもいいですし、もちろん味噌汁も立派な大豆食品です。さらに主菜として厚揚げを利用するという手もあります。

味噌汁の具に、ネギ、玉ねぎ、じゃがいもなどのポピュラーな具を入れたり、第6章で紹介する蒸し野菜を使えば、野菜たっぷりの副菜になります。ワカメや椎茸などを使えば、味噌汁1品で「ま」「わ」「や」「し」「い」が手軽に摂取できます。

また、第6章で本書の監修者である森真理准教授が提案なさっていますが、味噌汁の出汁を取ったときの煮干しやカツオ節などを引き揚げずに、そのまま味噌汁の具にすると、そこに「さ」が加わります。

このように味噌汁は「まごわ（は）やさしいよ」の強力な援軍になってくれるのです。また、朝食のご飯にゴマをかけると「ご」も食べることができます。

また、副菜にゴマ和えを使うのもいいアイデアです。

では、お昼の主菜はどうでしょうか。お昼の主菜がお肉だとしても、キノコ類などを副菜にすることで「し」を食べる事ができます。例えば豚の生姜炒めと一緒にえのきや玉ねぎなども炒めてもいいですし、牛丼と一緒に青菜とキノコ類の和え物を添えたり、ハンバーグと一緒にピーマンやマッシュルームを添えたりするなど、「し」を食べる工夫が可能です。

そして、夕食の主菜を魚料理にして、副菜にはジャガイモやキャベツなどの具だくさん味噌汁や野菜の和え物などにして、デザートにヨーグルトを使うことで、「まごはやさしいよ」の8種類の食材を1日で食べることが可能になります。

このように、1日3回の食事の主菜を、朝は大豆製品、お昼か夜のどちらかを魚料理にすることで、たんぱく質はさまざまな食材から摂取する事ができます。

「まごわ（は）やさしいよ」の中で、なかなかバリエーションを思いつかないのは、おそらく「わ」の海藻（ワカメ類）でしょう。

しかし、ご飯を炊くときにひじきを入れてみたり、お味噌汁にとろろをトッピングする、あるいは乾燥ワカメを買ってきて、それを100均などで売っているミルで粉末状にして、それをふりかけとして利用するということもできます。

どうでしょう？　最初は8種類の食材を1日で摂取するのは面倒だなと思ったかもしれ

ません。しかし、ちょっとした知識と工夫で簡単に食べることができるのです。

「まごはやさしい」食材を意識的に摂取することで、健康的な食習慣を簡単に継続することが可能になると思いますし、農水省や厚生労働省が推奨している和食の食べ方に近づけることもできます。そして、それらを適塩で摂取することができれば、適塩和食の食べ方を実践することができますので、ぜひ、まごはやさしい食材のそのままの味をおいしく食べる方法を身に着けるようにしてください。

ま＝豆

栄養成分　イソフラボン、マグネシウム、食物繊維、たんぱく質、葉酸など

令和食の基本は大豆です。蒸し大豆や煮大豆もそうですが、豆腐や納豆は比較的簡単に食べることができます。時間のないときは豆乳なども利用しましょう。ヨーグルトや牛乳にきな粉を入れて食べるのも良いかと思います。納豆や冷奴1人分でたんぱく質は約6グラムになります。

ご＝ゴマ

栄養成分　マグネシウム、抗酸化成分

令和食の「ご」は、ゴマ以外にクルミやアーモンドなどの、いわゆるナッツ類です。ナッツ類には脂質も含まれますが、ビタミンEなどの抗酸化ビタミンも多く含まれているのが特徴です。ゴマであればご飯にかけたり、野菜の胡麻和えや白和えなどにも利用したりできますが、間食にアーモンドやクルミなどを適量摂取すれば、満腹感が続くので間食としてはお薦めだと言われています。

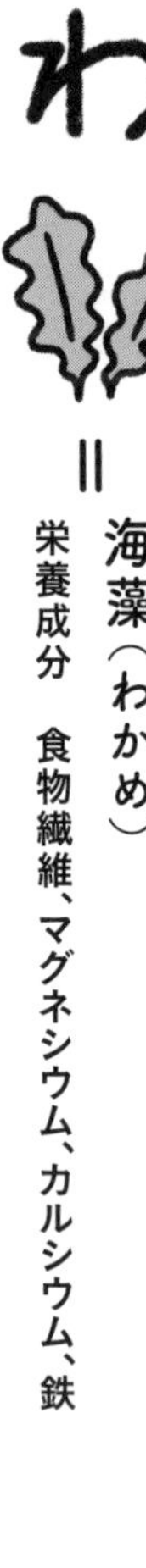

わ ＝ 海藻（わかめ）

栄養成分　食物繊維、マグネシウム、カルシウム、鉄

海藻といえば、ワカメや昆布、めかぶや海苔、モズクなど、手軽に食べられる食材が多いです。海藻に特有の「ネバネバ成分」には「フコイダン」という食物繊維の一種が含まれています。フコイダンは腸内環境を整え、免疫力を増強する働きがあります。

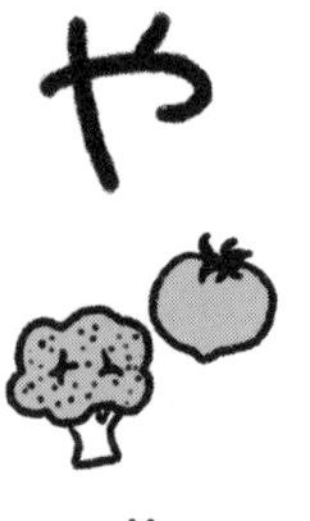

や ＝ 野菜

栄養成分　カリウム、食物繊維、マグネシウム、ビタミン、抗酸化物質

野菜には根菜や葉野菜、実野菜などさまざまなものがありますが、いろいろな種類のものを1日350グラム摂ることが厚生労働省で推奨されています。1日3回食事をするとすれば、1食につき120グラムの野菜を食べればいいということですが、例えば手のひらに載るくらいのサイズのトマトで150グラムほどありますし、もやしは1パックで200グラム入っているものもあります。野菜の効率的な食べ方については第6章をご参照ください。

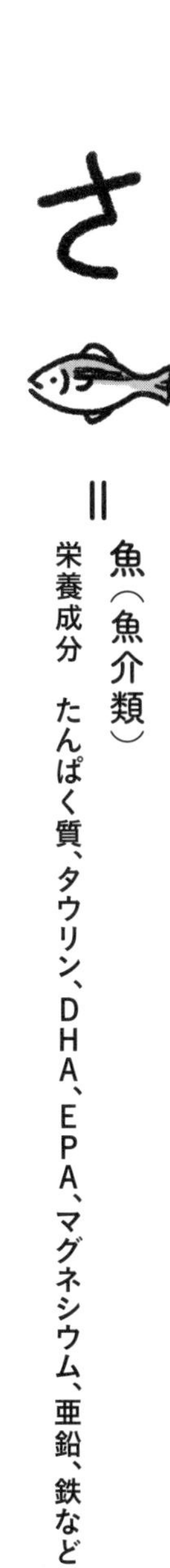

さ＝魚（魚介類）

栄養成分　たんぱく質、タウリン、DHA、EPA、マグネシウム、亜鉛、鉄など

すでに述べてきたように、魚に含まれるタウリンは長寿に欠かせない栄養素です。大豆と並んで、日本人の長寿を支えている2大食品と言えるでしょう。同じたんぱく質源であっても、肉とは大いに違うところです。

ただし気をつけなくてはいけないのは、味付けについつい塩分を使いすぎること。第6章でも述べますが、塩分はできるだけ控え、味が今ひとつ締まらないと思ったら、スパイスやハーブなどを活用してください。

また、日本食の特徴である「出汁」はカツオ節やちりめんじゃこで取ります。このとき、出汁からカツオ節などを引き揚げずに、そのまま具材として食べるのも健康にプラスです。

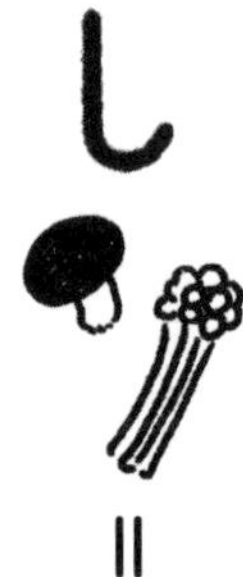

し＝きのこ（しいたけ、しめじ、えのきだけ、エリンギ、キクラゲ…）

栄養成分　食物繊維、ビタミンD

きのこは低カロリーで、しかも食物繊維が豊富に含まれている、理想的な食品の一つです。単に健康にいいというだけでなく、旨み成分もたくさん含まれていますので、なるべくどっさり食べるように心がけましょう。蒸し野菜にきのこを加えると、さらにボリューミーになり、満腹感も増します。

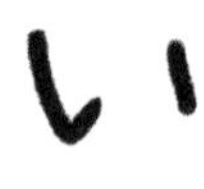

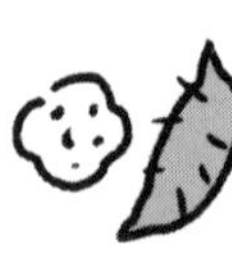

い＝芋類（ジャガイモ、さつまいも、長芋、里芋）

栄養成分　カリウム、ビタミンC、食物繊維

ジャガイモにはナトリウムの排出に不可欠なカリウムが含まれていて、塩分の害を減らしてくれます。またビタミンCや食物繊維も豊富に含まれています。お味噌汁の具などに積極的に使うことをお薦めします。

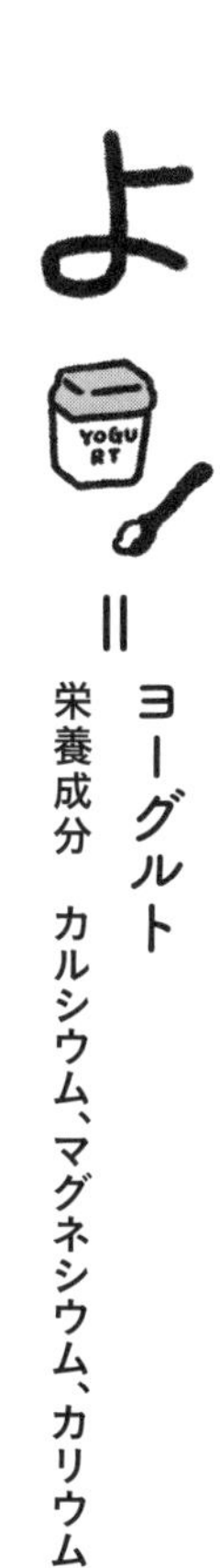

よ＝ヨーグルト

栄養成分　カルシウム、マグネシウム、カリウム

すでに書きましたが、認知症の予防にもヨーグルトは効果があります。できれば朝食のデザートとして摂取していただきたい食品です。一緒にイチゴやバナナ、あるいはナッツなどを加えることで味の単調さを避けることもでき、いろいろと工夫のしがいのある食べ物です。

エピソード 11 ブルガリア人の「ヨーグルト離れ」はなぜ起きた？

ヨーグルトといえば「ブルガリア」とすぐに浮かぶほど、ブルガリアはヨーグルトの本場です。

ブルガリアはかつては長寿国として世界に名をはせていましたが、今は残念ながら日本と比べると10歳近く寿命が短い短命国となってしまっています。

ブルガリアは旧共産圏の中でも早い時期から西ヨーロッパとの関係が開けた国です。その結果、早いうちから安いバター類がドッと入ってきました。

都市部では白パンにバターをつけて食べるという西欧の典型的な食生活が広がっていき、その結果、肥満が増え、高脂血症や高血圧が増えていったのです。

長寿を誇っていた時代のブルガリアは、コーカサスの人なみに朝昼とヨーグルトを食べ、野菜、果物を十分取っていました。主食は精白してない小麦粉で焼いたホームメイドの黒パン。このすばらしい伝統の食生活が失われたことは残念でなりません。

第6章 こんなに簡単だった「令和食」のコツ

監修・森真理（東海大学健康学部 健康マネジメント学科准教授）

「令和食」を毎日の生活に取り入れるには

家森博士の下での食育研究

この章は私（森真理）が担当させていただき、第5章で述べた「令和食」の実践編として、「日常でどんなものを食べればいいのか」についてお伝えしたいと思います。

まず簡単に私の紹介をさせてください。私は大学では社会福祉を学び、就職後、結婚、出産を経て、栄養の大切さを実感し、復学して管理栄養士となりました。栄養で人の健康を支える職に就きたいという思いでしたが、実際に予防栄養医学の分野で研究に携わることで、真実を知るための研究の面白さを実体験しました。

これまで多くの予防栄養学や食育に関する、ヒトを対象とした研究を国内外で進めて参りましたが、それは真実を知りたいという一途の想いがあったからでした。

予防栄養学の研究では、食べ方を改善すると生活習慣病リスクが軽減し、食育研究では、正しい食べ方を食育し、それらを理解して実践できた人では、食改善が可能となることを示しました。それらを客観的に評価するツールとしてアンケートによる食事調査ではなく、「24時間蓄尿による栄養バイオマーカー」を用いて評価する方法で、国内外での食育研究を行ってきました。

プロローグの中に出てくる「ヘルシーランチ・プロジェクト」においても、お弁当の献立作りから結果分析まで携わりました。

このプロジェクトは、肉が主菜の「ヘルシーランチ」と、魚が主菜の「強化ランチ（令和食ランチ）」を、ある一定期間食べてもらう研究でした。正しい比較研究を行ううえで、実際にお弁当を食べる人が、肉が主菜のお弁当なのか、魚が主菜のお弁当なのかがわからないようにすることが大変重要なのです。

しかし、サプリメントではなく、食べてもらう物が食事なので、肉を使っているお弁当か、魚を使っているかお弁当かが一目でわかってしまいます。そこで試行錯誤を重ねて、肉も魚もそれぞれミンチにして、味付けを工夫することで、食べても食材の種類がわからないようにしたのです。

たとえば、魚や肉のミンチを「レンコンのはさみ揚げ」にしたのですが、ミンチに使用する玉ねぎや香辛料の風味などで、食べ比べなければ、どちらが肉か魚かわからないようなお弁当を10種類ほど作りました。

そのような苦労をして実施したプロジェクトでしたが、その甲斐あって、世界にも類のない研究成果を挙げることができたことは本当にうれしいことでした。

「健康マニア」の人が陥りがちな間違いとは?

このような研究活動と並行して、私は各地で実際に適塩多菜のお弁当を食べていただく「体験食育講座」や若い人たち向けの「食育レッスン」を行っています。もちろん、そのベースになるのは家森先生の理論なのですが、そこで時々、こんな質問を受けます。

「私は普段から熱心に健康情報を集めて、食事にも気をつけているつもりです。もちろん家森先生のおっしゃるとおり、大豆や魚も毎食食べています。しかし、残念なことに私の血圧の数値がなかなか下がってくれません。いったい、どうしてなのでしょう」

その方は60代後半くらいの男性で、家族にも高血圧の人が多く、ご自身も血圧が高いので、自分は家族性の高血圧で、食事を改善しても血圧が下がらない体質と思っておられたのです。

そこで私は「もし、スマホで毎日の食卓を撮影されておられるのでしたら、見せてもらえますか」とおたずねしました。こういうことはいちいち献立を聞くよりも、写真で見せてもらったほうが早かったりします。

男性から写真を見せていただき、血圧が高いのが理解できました。

たしかに、そこには焼き魚や豆腐、玄米や芋類などが並んでいるのですが、どれもお醤油がかけてあるのか、すべて茶色がかっているのです。また、毎食の玄米ご飯に梅干しが載っていて、こんなに醤油や塩分の多い食べ物を食べていたら、せっかくの食材の長所も、塩分過多で消されてしまいます。

その男性に「このお食事はどれもお醤油がかかっていますでしょう？　おそらく適塩どころか、かなり濃い味なのではないでしょうか」とお伝えしたのですが、その男性はピンと来ないご様子でした。

食習慣を気を付けようと、豆腐や魚、芋類や野菜、玄米など、体に良いとされる食材を豊富に摂られているような食卓でも、それらの味付けに塩分の多い調味料を使っていたら、元も子もありません。しかし塩分過多の生活が長いためにご自分ではそれに気付いていらっしゃらないのです。

実はこういう人は珍しくありません。「体にいい食材」を摂っていれば、それだけで健康になると思いこんでしまっているのです。

たしかに魚や大豆、あるいは「まごはやさしいよ」の食材は健康作りに重要な食材です。しかし、そうした食材をいくら食べても、調理法によっては、塩分過多、脂肪分過多といった生活習慣病につながる食生活の問題が消えてなくなるわけではないのです。

「足し算」ではなく、「引き算」の発想を

食育講座にいらっしゃる人の食生活をチェックすると、大豆、魚、ヨーグルト、海藻、キノコ……などなどの「健康食材」を積極的に採り入れておられるのはいいとしても、従来の食事メニューにそれらを「足す」という考え方をされる方が少なくありません。

「足し算」ばかりで「引き算」をしないとカロリーオーバーになってしまいます。脂身たっぷりの肉を食べて、それに「健康のゴールデン・コンビだから」と魚と大豆を足しても、結果はカロリーオーバーになってしまいます。

本当に健康で長生きをしたいと思っておられるならば、単にゴールデン・コンビを今までの食事に加えるのではなく、これまでの食生活の習慣全体を見直すことが重要になってきます。

よく雑誌の健康記事や、テレビの健康番組で「これさえ食べれば、あなたも長生き」といった話を見聞きしますが、正直言って、そのようなものはありません。

たしかに、それらの食材には健康維持に効果があるのかもしれません。でも、「それさえ食べていれば暴飲暴食をしても大丈夫」「塩分や脂肪分なんか気にしなくてもいい」ということは絶対にないのです。

暴飲暴食や塩分・脂肪分過多を帳消しにするような「スーパー健康食品」や「スーパーサプリメント」などはないということを、まずは肝に銘じていただきたいと思います。

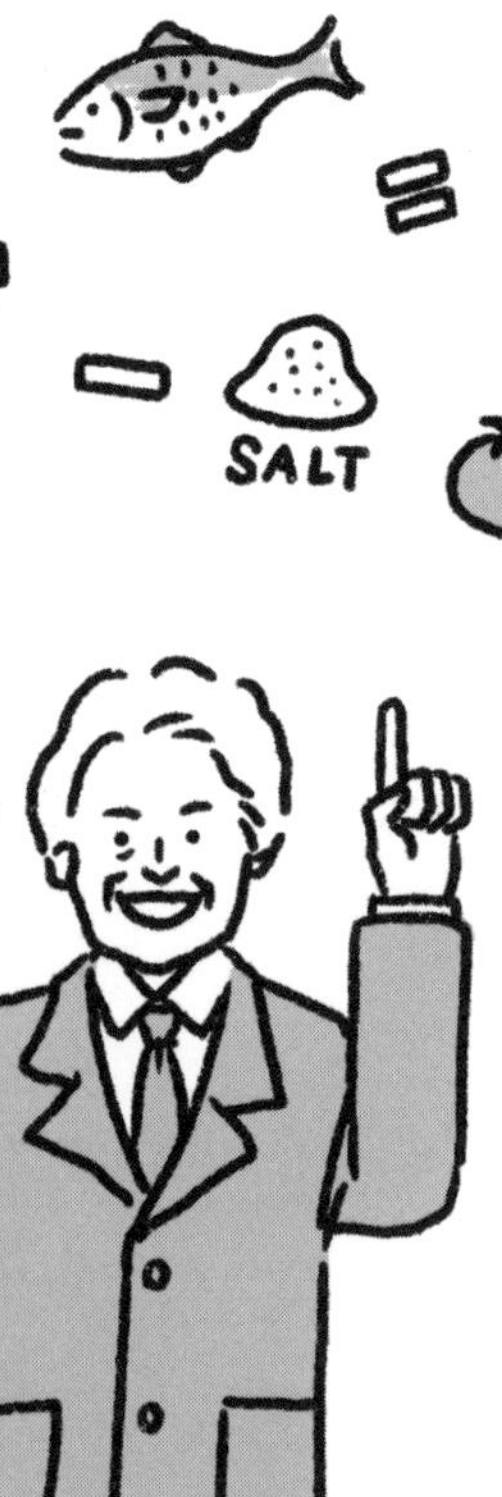

「令和食」の5大ルールを簡単に達成できる2つのテクニック

2つの基本ルールを守ればOK！

では、「大豆＋魚」のゴールデン・コンビのパワーを最大限に引き出すためには、どうしたらいいのでしょうか。その答えはすでに158ページで述べている「令和食の5大基本」に尽きます。改めて挙げましょう。

1　野菜・果物をたっぷり食べる（多菜）
2　適塩を心がける（適塩）
3　脂質を控えめにする（適脂）
4　主食、主菜、副菜をバランスよく食べる（バランス）
5　「まごわやさしいよ」食材を食べる（多様性）

とはいえ、この基本を1つずつ当てはめて、日々の献立を考えるというのは、数学の連立方程式を解くようなもので、なかなか難しいものです。実際、プロの栄養士さんでもこの5大基本からメニューを導き出すのには慣れが必要です。

しかし、この5大基本の実践は、以下にあげる2大基本を守れば、実は簡単に実践することが可能なのです。

基本ルールその① 蒸し野菜や乾物類で「まごはやさしいよ」を料理に取り入れる

基本ルールその② 醤油の代わりに出汁やお酢、スパイスなどを活用する

いかがでしょうか？「5大基本」というと、ちょっと覚えきれないかもしれないけれど、この2つならば、簡単に覚えられて実践できそうな気がしませんか？

では この2つのルールについて、ご説明していきましょう。

ルールその① 蒸し野菜・乾物類を徹底活用

野菜には自然の旨み成分や、甘み、ミネラルなどがたくさん含まれています。ことに野菜にはカリウムが豊富に含まれています。

野菜をたくさん摂取したほうがいいという理由の一つには、このカリウムをふんだんに摂取することで「ナトリウム・カリウム比」（ナト・カリ比、101ページ参照）を正常値に整える、つまり、体内に蓄えられた塩分を外に排出するということにあります。

もちろん、野菜にはこれ以外の栄養素も含まれていますし、野菜をたくさん食べることで食物繊維を多く取り入れることにもつながります。

ちなみに「野菜をたくさん食べましょう」とおすすめすると、「サラダを食べればいい」とお考えになる方が多いのですが、サラダはかならずしも「健康食品」というわけではありません。

一つには栄養分が抜けやすいこと。シャキシャキとした生野菜の食感を得るために、水洗いをしたり、野菜を水につけたりするわけですが、カリウムは水に溶けやすく、そのためせっかくの新鮮な野菜からカリウムが失われてしまうこともあるのです。

また、サラダをおいしく食べるためには、ついついドレッシングやマヨネーズなどを使ってしまいがちですが、市販のドレッシングには塩分が多く含まれていたり、また油を使うために脂肪分も余計に摂取してしまいがちです。ですから、サラダ＝健康食というのは必ずしも正しいイメージではありません。

では、どのように野菜を取るのがいいでしょうか。私たちがおすすめしているのは「蒸し野菜」と「乾物」を上手に取り入れることです。

●とても簡単な蒸し野菜の作り方

第2章で説明していますが、ハワイの日系人たちが長生きなのは「蒸し野菜」をふんだんに食べていることにありました。野菜を炒めたり、煮たりして食べるときには食塩で味を調えたり、炒め物ならば油を使ってしまいますが、蒸し野菜ならば、野菜そのものの持つ味わいを楽しむことができるので、余計な塩分や油分は使わなくてもいいのです。

蒸し野菜というと、せいろなどを使って蒸すというイメージがあって、ともすれば「面倒くさい」「後片付けが大変」と思われがちですが、そんな大層な道具を使う必要はありません。冷蔵庫の野菜室にある野菜類をざくざくと切って、それを皿に盛って、ラップをかけてレンジでチンするだけで「蒸し野菜」の出来上がりです。

こうしてできた蒸し野菜をさまざまな料理に活用することで、1日に必要とされている野菜の量（350グラム）は簡単に摂取することができます。

●「蒸し野菜・乾物」をお味噌汁や野菜スープの具に

味噌汁の中に蒸し野菜を入れれば、具だくさんになり、それだけで十分な副菜となります。野菜の持つ甘みが出汁とのハーモニーを醸し出しますので、味噌の量も減らすことができます。また、メインが洋食ならば、この蒸し野菜をスープの中にたっぷり入れましょう。そうすることによって、スープがますます深い味わいになります。

また乾物も味噌汁にどんどん入れましょう。切り干し大根は食べやすい大きさにカットして、そのまま味噌汁に入れて火を通すだけ。戻す必要もありません。

乾物は食物繊維やカルシウム、ビタミンが豊富に含まれていて、野菜摂取の頼もしい応援団になってくれます。

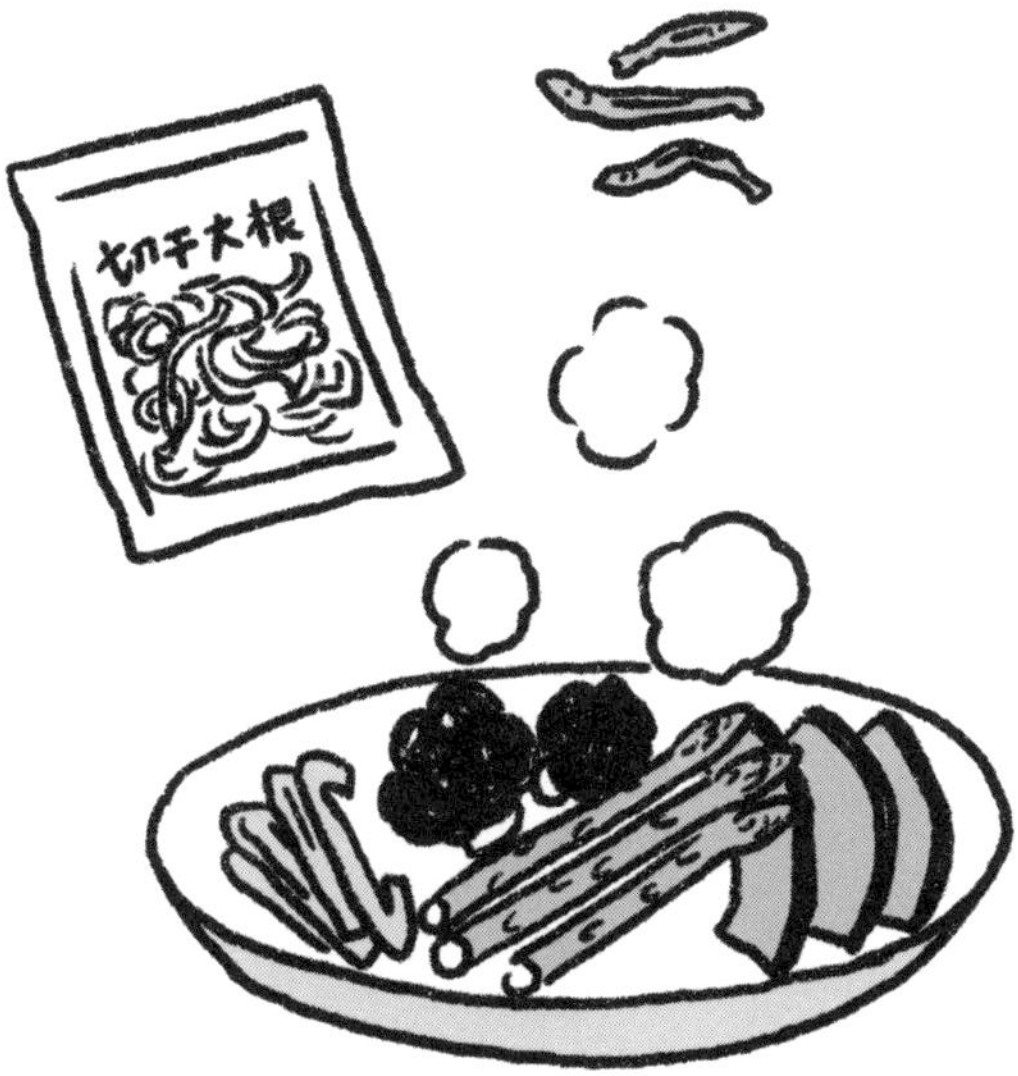

ちなみに味噌汁の出汁につかったカツオ節や煮干し、昆布なども、あえて鍋から引き揚げず、そのまま食べてしまうことをおすすめします。カツオ節や煮干しは、「元はお魚」ですから、タンパク質やタウリンをそこで補うこともできます。また昆布はミネラル分やカルシウムが豊富です。

最初のうちは抵抗があるかもしれませんが、慣れてくるとカツオ節などのおいしさがわかってくるようになり、それまで出汁を引いたらすぐに取り出していたのは何ともったいないことをしていたのかと思うようになります。

●そのまま副菜の一品にも！

蒸し野菜はスープや味噌汁に加えるだけでなく、削り節で和えたり、お酢や生姜やわさび、からしなどで味を強化することで適塩の副菜一品になります。

言うまでもありませんが、このときには塩や醤油を加えるとしても、最小限の量に抑えることです。

こうした蒸し野菜たっぷりの副菜を食べる習慣を続けていると、私たちの研究ではわずか1か月で体内のナト・カリ比のバランスがよくなって血圧が改善する人もいますし、中性脂肪やコレステロール値も改善する人がいました。

●「蒸し野菜」をプラスすればラーメンやカレーもOK

令和食は健康的だけれど、毎日魚と大豆ではさすがに飽きてしまいます。「たまにはラーメンが食べてみたい」「カレーが食べたい」というときもあると思います。

そういう場合にはラーメンやカレーの上にたくさんの蒸し野菜を載せましょう。

ラーメンやカレーは本来、食塩、つまりナトリウムの多いメニューですが、野菜でカリウムを補給することで、ナト・カリ比がよくなり、ナトリウムが排泄されることにもつながります。

●乾物と野菜たっぷりの「ばら寿司」はいかが？

ご飯を炊くときに、乾物や野菜を一緒に炊き合わせましょう。地方によってネーミングは違いますが、干し椎茸やかんぴょう、切り干し大根、ニンジン、レンコン、タケノコ、油揚げ、高野豆腐などを炊き込んで酢飯にしたものを「ばら寿司」とか「五目寿司」と言います。

具材の野菜や乾物を、といだお米の上に載せて、一緒に炊き上げます。椎茸やかんぴょう、切り干し大根からは豊富な出汁（うまみ成分）が出ますから、これだけでもおいしい炊き込みご飯になりますが、それに市販の「寿司の素」を、パッケージに指示されている量の半分くらい入れてよく混ぜ、その上にインゲンや絹さや、刻み海苔などを載せれば、乾物・野菜たっぷりのばら寿司のできあがりです。

テクニックその② 出汁やお酢、スパイスなどを活用して塩分を減らす

この章の冒頭にお話ししたエピソードにもあるように、せっかく健康にいい食材を食べていても、醤油やソースなどをどっぷり使ってしまえば何の意味もありません。

かといって、何も味付けをしないというのはやはり物足りないもの。スパイスやうま味成分で補ったり、調理を工夫することでおいしく減塩してみましょう。

●薬味やスパイスを上手に使う

七味や一味などの唐辛子、あるいは山椒やわさびといった薬味やスパイス類を使うことで、減塩食の物足りなさをカバーしましょう。韓国では味噌汁に山椒の粉を使う食べ方がありますが、これも塩分を減らすうえでたいへんいい方法だと思います。

また「その1」で出汁をひくのに使った昆布やカツオ節をそのまま食べるというアイデアを紹介しましたが、「カツオ節の削り粉」は塩分控えめの副菜を食べる際、物足りなさを感じたときに使うと、うまみが増しておいしく食べることができます。

●手作りドレッシングで減塩を

先ほど述べたように、生野菜を食べるときには、塩分の多い市販のドレッシングではなく、スパイスやお酢などで調整した自家製のドレッシングを用いることをお薦めします。

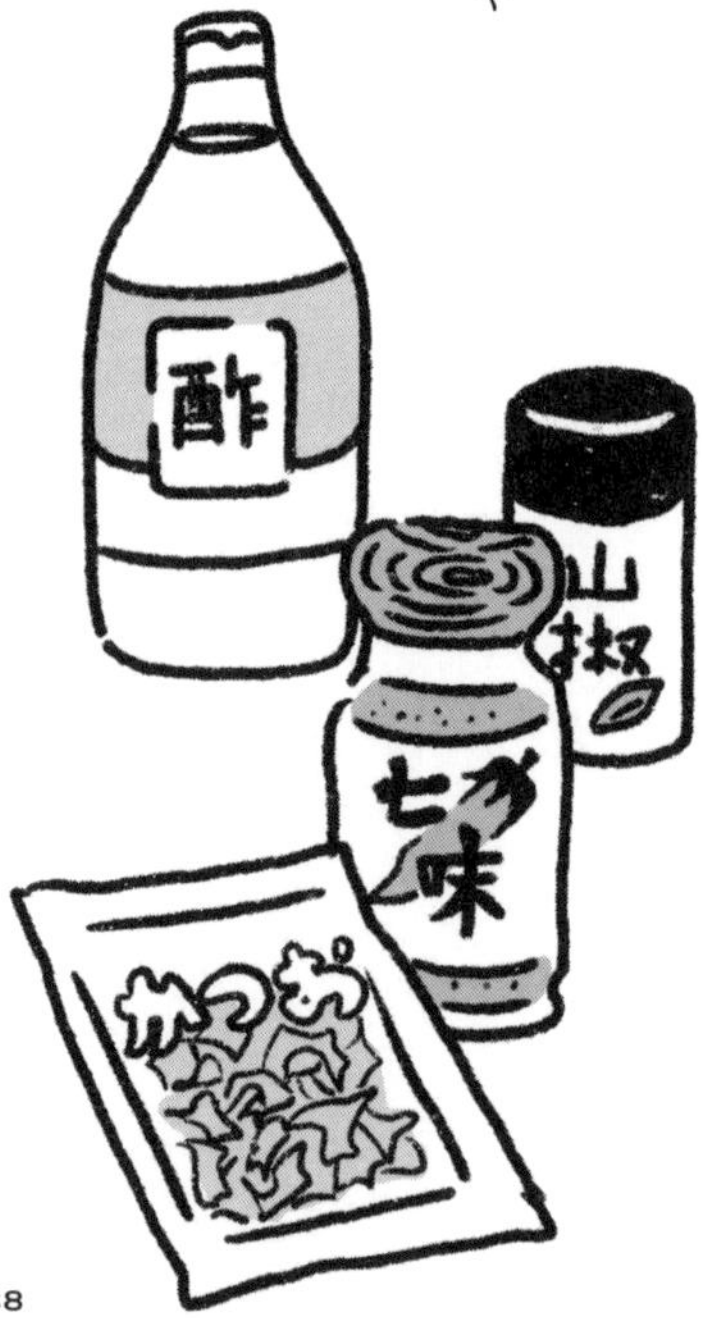

また、納豆を食べるときにはできるだけ添付されている「たれ」は使わないようにしたいものです。これもドレッシングと同じで塩分が多く含まれています。物足りない人は和辛子を使ってみてはどうでしょう。

●調理の際には最後に塩を

料理をする際に最初から塩を振るのではなく、最後に味を決める際に塩を使うほうが、舌が味を感じやすく、結果として塩分を減らすことができます。これは調理師の先生からの直伝ですが、食材選びも保存技術が進歩しているため、食材は塩蔵ではなく冷凍保存で調理の際に、後から調味料を少し加えるような調理法がお薦めです。

たとえば、魚を購入する際も、甘口（甘塩）、中辛、辛口とありますが、冷凍の生を購入するようにしましょう。塩を使って保存してあると、魚に塩分がしみこんでしまうのでたくさんの食塩を摂取してしまいます。また、魚の身から水分が出てしまうので身が固くなってしまいます。まずは生の魚に香辛料などで下味をつけて焼く方法や、野菜と一緒に蒸し調理をしてみましょう。魚のうま味が上手く引き出せると、とてもおいしく食べることが可能になります。

エピソード 12 大豆を食べない女子大生

大豆を食べる習慣がない西欧人に「大豆は体にいいから食べましょう」と力説してもなかなか受け入れてもらえません。苦肉の策として、大豆入りゼリー、大豆入りパンなどを考案して食べてもらったこともあります。

その点、日本では豆腐、納豆、味噌など大豆を食べる文化が根付いています。これは健康長寿を達成するうえで大変に有利な点であることに間違いありません。

ところがその「大豆文化」が若い人の間で危機に瀕しているのです。兵庫県内の女子大生250人を対象に24時間尿を集めて分析した結果、驚くべきことがわかりました。大豆摂取量を示すイソフラボンの値が、「約10マイクロモル」だったのです。

「10マイクロモル」という数字は、もはやほとんど大豆を食べていないかどうかという、境目の数値です。

要するに週に1～2回も大豆を食べないという状況。まったく食べない週もあるということです。

ちなみに魚をどのぐらい食べているか、タウリンの量も調べたのですが、こちらは兵庫県の住民の食べている量の6割程度でした。

若い女性は、パンやパスタ、ファストフードを好みます。その裏で「ご飯、納豆、焼き魚」といった食事は見向きもされなくなっているのでしょうか。

「ご飯、大豆、魚」の食事は見た目は地味かもしれませんが、健康の土台を作る大事なもの。彼女たちがこの食生活を続けていたら、健康長寿はとても達成できないでしょう。骨がもろくなり骨折しやすくなったり、がんや脳卒中などの病気で闘病生活を送ることになるかもしれません。

これでは日本女性の長寿世界一への復帰も困難です。若い世代にこそ、令和食を実行してほしいと心から願っています。

第7章

80代にして衰え知らず！「生涯現役」を支える家森家の食卓

Ⅰ　家森家の健康は食事で作られる

「令和食」を夫婦で実践！

私は今年で84歳を迎えました。おかげさまで病気知らずで、今もほぼ毎日、勤務先である大学の研究所まで通い、忙しく仕事をこなしています。

若い頃は、80歳というと、よぼよぼのおじいさんというイメージがありましたが、自分がなってみると想像とは違いました。まったく衰えというものを感じないのです。

最近ではありがたいことに「ご健康の秘密は何ですか」「食べているものを教えてほしい」と聞かれることがひじょうに多くあります。

長年世界を回って長寿食を調べてきた身として、自分が不健康では説得力がありません。私がすっかり弱っていたら、「何や、あの人の言うことウソやないか」と思われてしまいますから、自ら率先して令和食の実践に努めています。

インドで死にかけて数値が悪化

とはいえ、私の場合はいささかの事情もあります。

すでに述べたように、世界を回って現地の人に気持ちよく協力してもらうためにも、できるだけ現地人と食卓を囲み、同じものを食べるようにしてきました。中には健康に悪いとわかっていても食べなければいけないこともあります。

カザフ族を訪ねたときは、私たちのために羊一頭をさばいて調理してくれたのですが、「一番おいしい部分だから」と、羊のお尻にある10センチほどもある、ぶ厚い脂身を勧めてくれるのです。日本では肉の脂身は少量であってもはずして食べている私ですが、この時はありがたくいただきました。

また204ページで述べるように、インドでは屋台の天ぷらを食べたとき、文字通り、死にかけました。特にあの入院のときは検査数値が急激に悪化してしまいました。

そういうこともあり、私は今も少し数値が悪いのもあるのですが、家内の方はまさに健康そのものです。

家内も医師で、京都市内で発達障害専門のクリニックを開いており、日々忙しく働いていますが、血圧も含めて検査結果はすべて正常で、どこも悪いところがありません。これぞ私の提唱する「令和食」を日々、忠実に守っているからだと思います。

そこでこの章では家森家として、普段どんなものを食べているか、また夫婦で健康のために心がけていることなどをご紹介していきたいと思います。

II 家森家の朝昼晩のメニュー

朝食

朝食はもちろんカスピ海ヨーグルトです。たっぷりカップ2杯、300から400ミリリットルは食べます。

これにさまざまなトッピングを加えるのが家森流です。まず欠かさないのがきな粉です。きな粉はご存知のように大豆を粉にしたものですから、大豆の栄養を丸ごと摂ることができます。

ほかにはナッツ、黒ごま、レーズン、バナナ、とろろ昆布、緑茶パウダー、じゃこなどその日によっていろいろで

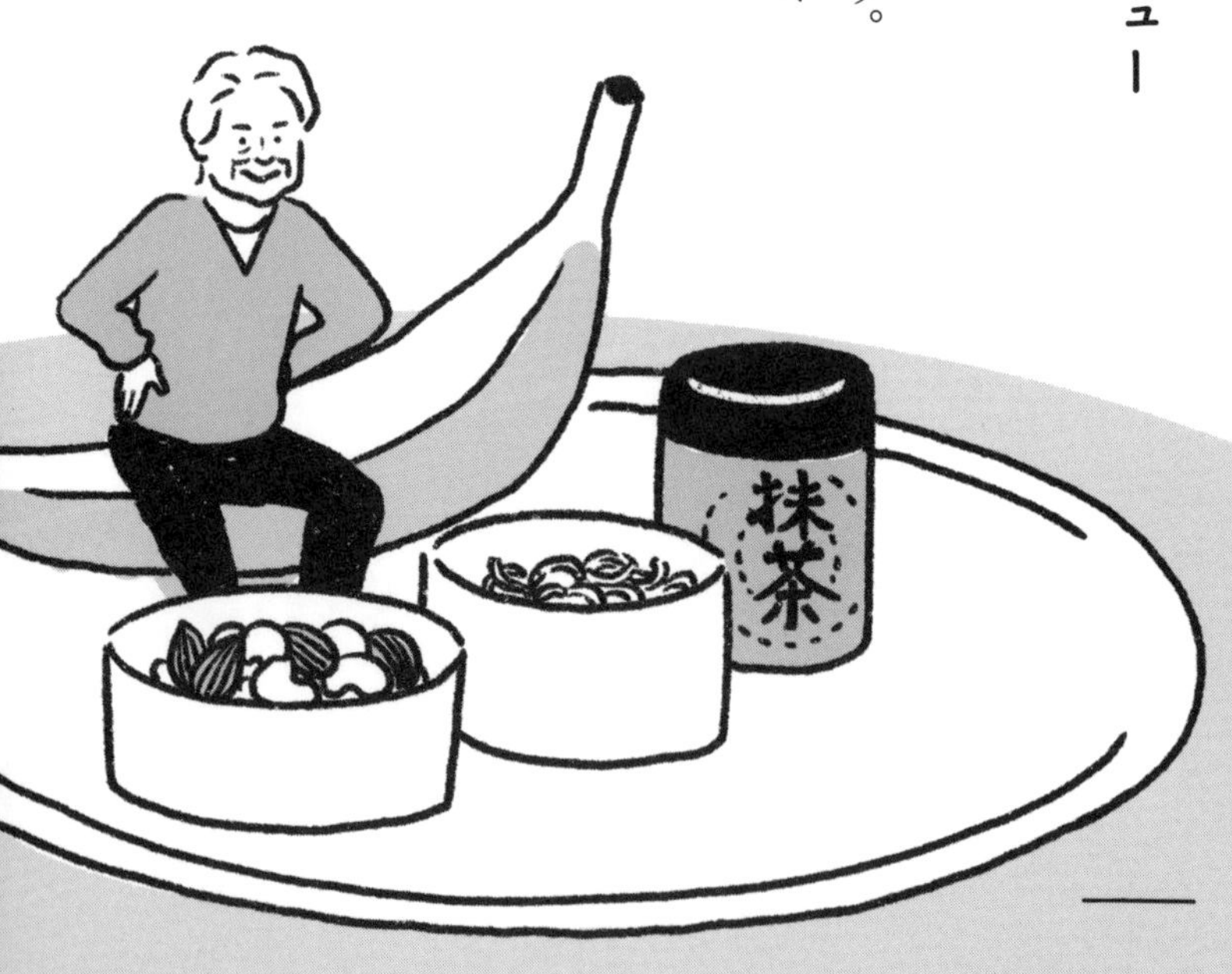

す。雑穀を入れることもあります。どれも「まごわやさしいよ」の和の食材です。

とろろ昆布やじゃこなど和の食材をヨーグルトに混ぜるというと驚かれるのですが、カスピ海ヨーグルトはクセがないので本当に何にでも合います。

みなさんも和洋問わず、ぜひいろいろ試してみてください。まさにこれだけで長寿朝食が完成します。

私はもともと体質的に便秘気味でしたが、カスピ海ヨーグルトを食べ始めてからすっかり調子がいいです。また日ごろ風邪ひとつ引かないのも、カスピ海ヨーグルトの免疫増強効果によるものだと思っています。

昼食

昼は家内が作ってくれるお弁当を仕事場に持参しています。

これは「1日1膳」の実践です。「ヘルシーランチ・プロジェクト」の結果が出て以来、手作りのお弁当で1日1膳を行っているのです。夜はどうしてもつきあいで外食すること

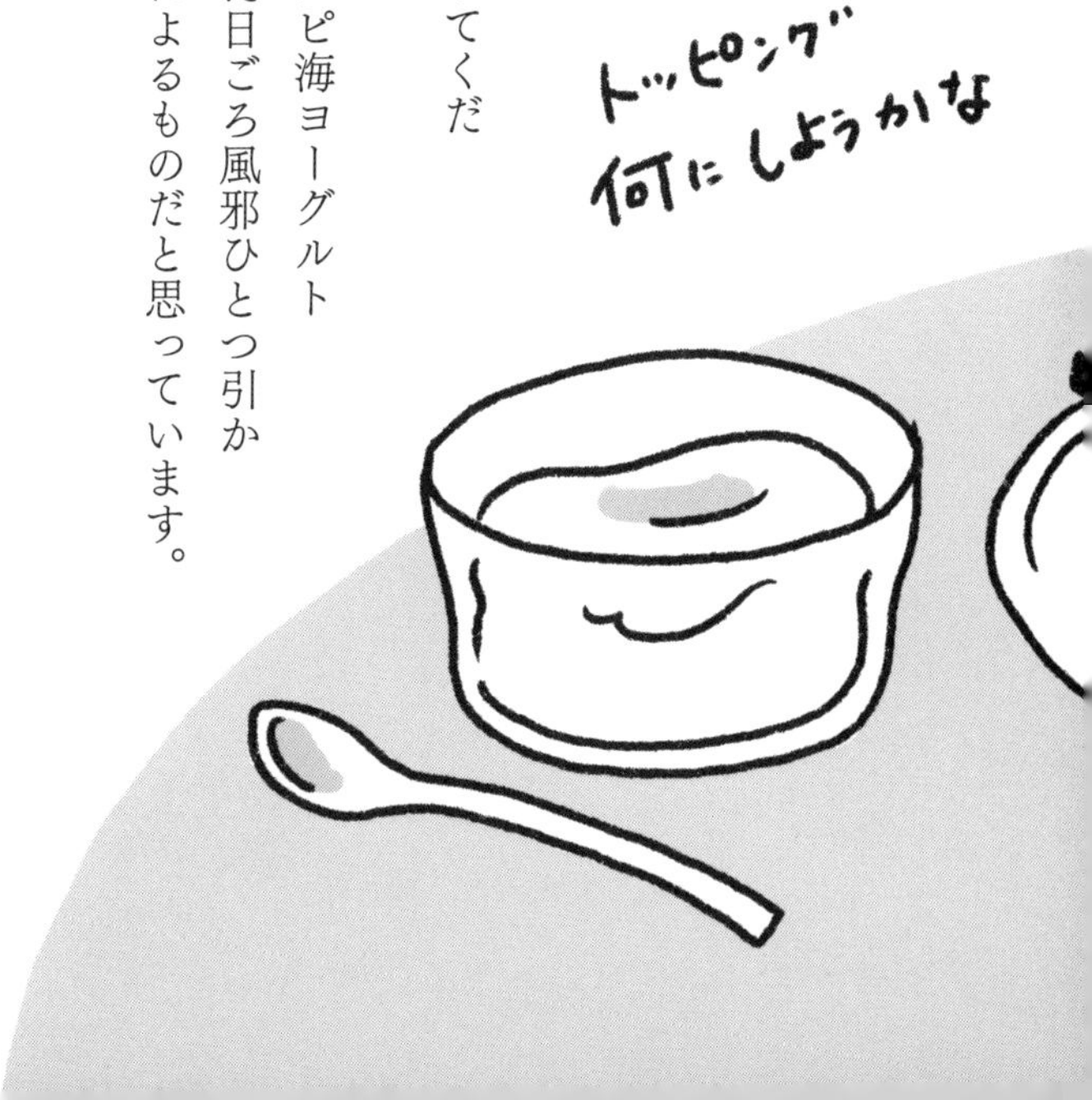

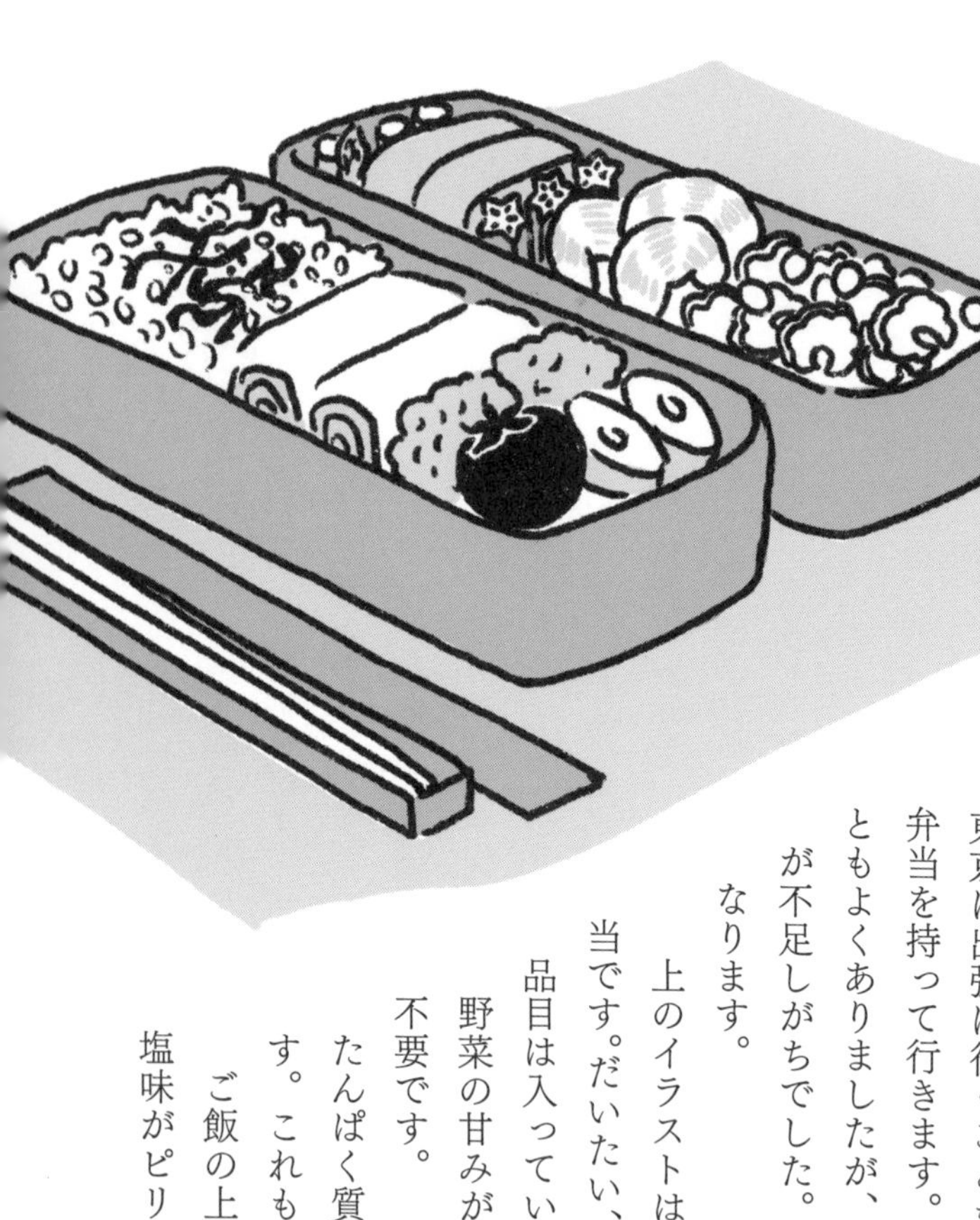

が多いので、昼でしっかり栄養バランスのいいものを摂っておきます。

東京に出張に行くことも多いのですが、このときも弁当を持って行きます。かつては駅弁を購入することもよくありましたが、どうしても味が濃く、野菜が不足しがちでした。手作りのお弁当は減塩にもなります。

上のイラストは私がいつも食べているお弁当です。だいたい、いつも食材が15から20品目は入っています。野菜は蒸し野菜です。野菜の甘みが出ますから、調味料もほぼ不要です。

たんぱく質は魚や大豆製品から摂ります。これも薄味です。

ご飯の上には昆布の佃煮。こういう塩味がピリッと聞いたものが少量ある

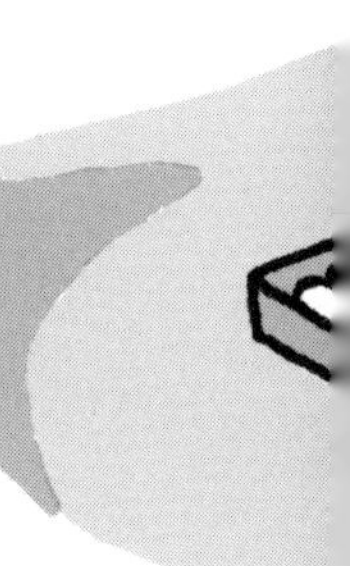

だけで、アクセントとなって、他は薄味でも十分満足できます。
ご飯は麦を入れたり、玄米や雑穀を混ぜたり、そのときによっていろいろです。

家内も仕事があって忙しいのに、毎朝手の込んだ弁当を作ってくれることに心から感謝しています。今回聞けば、ブロッコリーやニンジンは週末にまとめてカットして冷凍しておく、買い物は宅配を利用するなど、いろいろ時短のための工夫があるようです。

夜

夜は前述のように付き合いで外食が多くなります。しかし昼で「1日1膳」の令和食をしっかり摂っているので、夜はもうあまり気にせず、和洋中と、なんでも楽しくいただきます。お酒もたしなみます。

「1日1膳」の効果はヘルシーランチ・プロジェクトで証明されていますから、私のように付き合いの多い人もぜひ安心して、取り組んでいただきたいと思います。

ちなみに間食はほとんどしません。大豆を食べるとひじょうに腹持ちがいいこともあり、3食以外の時間にお腹がすくとか、間食をしたいという気持ちになることはありません。

家森式上手なお酒の飲み方

お酒の飲み方についても述べておきましょう。

私はもともとあまり飲めるほうではなかったのですが、世界調査でいろいろなところに行けば、現地の人とともにお酒を酌み交わすのが通例です。毎晩乾杯を重ねているうちに、代謝酵素が誘導されて、気づけばすっかり「いける口」になっていました。

ところでお酒を多量に飲む人は、高血圧、心筋梗塞や狭心症などの心臓疾患が多いのです。しかし、お酒を飲むとアルコールの作用で血管が拡張して血圧が下がります。心臓の負担は減るはずです。それなのに心臓疾患になるというのは、一見矛盾しています。

これはなぜかということを、島根医科大学の学生十数人と一緒に実験してわかりました。お酒は適量に飲む分には血圧を下げるのですが、適量を超えて多量に飲むと、今度は「心拍数」が上がってきます。血圧が下がりすぎるのを防ぐために、心臓が早く動いて心拍数を上げるのです。血圧が下がりすぎれば、命に関わりますから、心臓も必死です。

血管はアルコールの作用で広がっていますから、血圧を上げるためには心臓ががんばるしかないのです。もちろん心臓には大きな負担となります。それが積もり積もると心臓病になるのです。

飲みすぎ防止にスマートウォッチを

つまりこれからわかることとして、心拍数が上がるまで飲んだら「飲みすぎ」なのです。ですから私の場合は、お酒を飲むときは「スマートウォッチ」で心拍数（脈拍）を確認しています。

スマートウォッチというのは時計のほかに健康管理機能や電子マネー機能などを備えた腕時計のことですが、いつも腕に着けているので自分の心拍数をチェックするには最適のものです。

私の平常時の脈拍は50〜60（1分間）と低めです。これがお酒を飲むとだんだん上がってきて、80ぐらいになります。ここまではまあ安心ゾーンです。これが90を超えてくると注意信号です。基本的にお酒は適量をゆっくり楽しむことです。

こうやって常に脈をチェックする習慣を持てば、飲みすぎることなく、健康的にお酒を楽しむことができます。かつては高価だったスマートウォッチも、健康管理機能だけだと1万円以下のものも出てきていますから、みなさんもぜひ活用してみてください。だいたい平常時の脈より、30以上上がったら「飲みすぎ危険信号」です。

お酒を飲むときは、アルコールの吸収をゆっくりにするために、酒のつまみを食べながら飲むことも大事です。ヨーグルトは胃の粘膜を覆ってくれますから、飲む前に食べると効果的です。

赤ワインのヨーグルト割りはいかがでしょう。カスピ海ヨーグルトで割ると、すてきなピンク色（ロゼ）になり、落ち着いた心拍数で楽しめます。

日々のウォーキングで認知症を防ぐ

本書は「食」をテーマにしていますが、健康長寿を達成するためには、体を動かすこと（運動）ももちろん重要です。

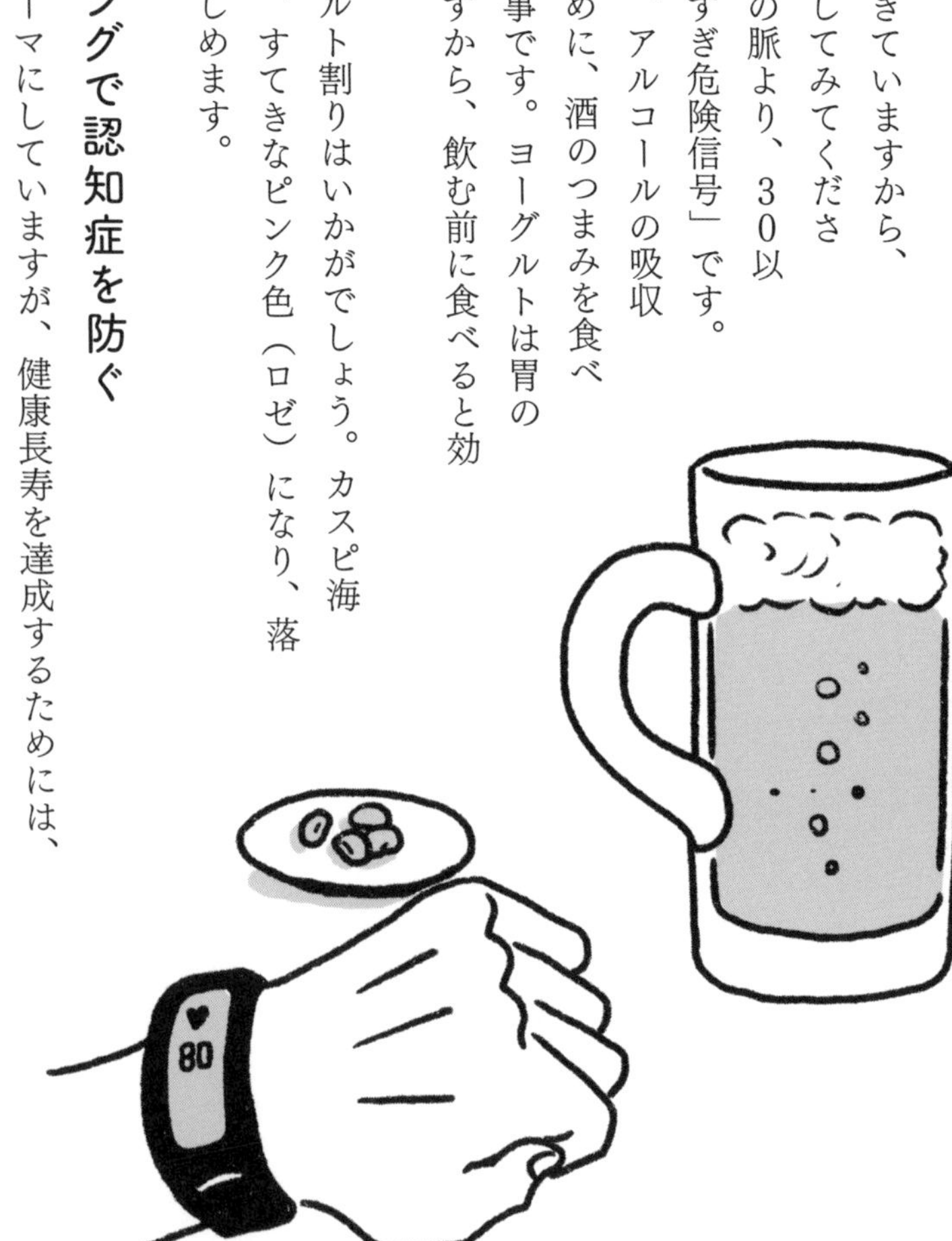

運動と言っても、しんどいものや費用や時間がかかるものは長続きしません。いつでもどこでも手軽にできるものが一番です。それは何といってもウォーキングです。

私は１日８０００歩を歩くようにしています。これは高齢者の運動と健康に関する研究結果で、１日８０００歩、そのうち２０分を早歩きすることで、高血圧症、糖尿病、認知症など、さまざまな病気を防ぐことがわかったからです。

先ほど紹介したスマートウォッチには歩数計機能が入っているものもありますし、スマホや携帯電話にもついていますので、それをぜひ活用したいものです。

私の場合は平日はほぼ毎日、京都の自宅から電車、バスを乗り継いで、兵庫県にある大学まで通いますから、それだけで楽に８０００歩は稼げてしまいます。時間のあるときはバスを使わず次の停留所まで歩くといった工夫もしています。

もちろん通勤だけでは歩数が足りないという人も多いと思います。家内の場合も、自宅からクリニックが近く、地下鉄を使った往復でも２０００歩ほどにしかなりません。また診察中はほぼ座りきりで、ほとんど運動にはなりません。

そこで朝３０分ほどのウォーキングをすることで、１日の合計を６０００～７０００歩としています。

いずれにしても自分がどのぐらい歩いているかを把握して、足りなければどこかで補う習慣をつけることが大事でしょう。

エピソード13 インドであやうく死にかけた話

インドは宗教上の理由でベジタリアンが多い土地です。また貧富の差が激しく、貧困層ではひじょうに栄養状態が悪いのです。にもかかわらず糖尿病は多い。

一体なぜそんなことが起こるのか、貧困層を対象に現地で健診をすることになりました。ところが諸事情により、日本からは私が単独での訪印となりました。現地で若い医師が2人、加わってくれて、3人で検診を開始しました。

驚いたのは子どもたちのたんぱく量です。

尿を調べてみると日本の子どもの半分しかたんぱく質が取れていません。大事な成長期にたんぱく質が足りないから筋肉が作られないのです。エネルギーを使うのは主に筋肉ですから、筋肉がない人はそもそも糖尿病になりやすいのです。そこにもってきて、近年、砂糖や油脂を使った加工食品が多く出回るようになっています。それらを毎日食べることで肥満になり、糖尿病が増えてしまうのです。

屋台の天ぷらを食べ続けた結果

空腹時血糖値を測る必要があったので、現地の人たちには早朝から集まってもらいました。その村では健康診断ははじめてということだったので、みなさん快く協力してくれました。ありがたい限りです。

ところが早朝ですから、私たちも朝食抜きです。健診が一段落着いて、なにかお腹に入れようということになりました。場所はインドの田舎、貧困層が多く暮らす地区です。下手なものを食べたらお腹を壊すこと必至です。

見回すと、屋台で野菜を天ぷらにして売っています。「これなら火がしっかり通っているから大丈夫だろう」と思い、現地の医師2人を連れていって、そこで天ぷらを食べました。これを健診の間、遅い朝食としました。

ところが日を追うごとに異変を感じ始めました。どうもお腹の調子が悪く、腸が動いていない感じがします。下痢、発熱はありません。そのうち脱水症状になってきて、これは本格的にまずいと思いました。

しかしそのあたりの医療施設はひじょうに貧弱なもので、衛生面、医療設備も含めて、診てもらうことのリスクのほうが大きいのです。なにより私が倒れてしまったら、朝早くから健診に来てくれる現地の人たちに申し訳ない。結局、飲まず食わずで、脂汗を流しながら最後まで健診をやり終え、なんとか帰国の途につきました。

空港に着いたときはすでに意識が朦朧。そのまま救急車で病院に運ばれ、即入院となりました。腸閉塞に加え、心臓、肝臓、腎臓の多臓器不全という、きわめて危険な状態でした。

最初、不整脈だということで循環器科に入院したのを、あとから駆け付けた家内が「電話で聞いた限り、腸閉塞も起こしているはずだから、そっちも見てください！」と叫び、慌てて消化器科の先生が飛んできたというハプニングもありました。家内が駆けつけてくれなかったらどうなっていたかわかりません。

謎の油の正体は・・・

私の命を落としかけたほどの危険な油とは、一体どんな油だったのでしょうか。

最終日に「これは尋常なことではない」と察した私は、実は屋台から油を分けてもらい、試験管に入れて持ち帰っていました。退院後、それをしかるべき機関で検査してもらったのです。

ベジタリアンの食べるものですから、油も植物性のもののはずです。ところがこの油は、冷やすとラードのように白く固まるのです。植物性の油であれば、温度が変化しても固まることはありません。不気味でした。

調べたところによると、貧富の差が激しいインドでは、まず油は一流ホテルで調理に使用します。その使用済みの油を市中の飲食店に卸し、そこで使う。その使用済みはまた次の飲食店に回されて使われる。それが回りまわって、最後に使い切るのが貧民街の屋台だったのです。

徹底的に使いまわされた油は、酸化が進み、揚げたものが溶けだし、最後には元の組成をとどめないものに変性していたのでしょう。

そういう恐ろしい油を食べていたのです。ちなみに私と一緒に毎日天ぷらを食べた現地の医師2人はさすがというべきか、下痢もなく、体調もなんともなかったそうです。

Ⅳ 運とメンタルも重要

「冒険病理学者」と呼ばれて・・・

30年間、世界61地域を回ったわけですから、中には危険な目に遭ったことや、「一歩間違えば」ということは何度もありました。

イタリアでギャングに襲われて危機一髪のところで逃げられたことや、チベットで「鳥葬」を見学しようとして現地人から石を投げられ、命からがら逃げ出したり、採血をしてマサイ族の怒りをかってしまい、冷や汗を流しながら交渉したりしたこともありました。スウェーデンで川下りをしているとき、滝つぼに落ちる瞬間を写真に収めようとしてうっかりボートから落ちたこともあります。滝つぼは岩盤でできていますから、頭を打ったら即死です。同乗者はみなビックリです。ところが私がカメラを支え持って川から浮かび上がったときは、二度ビックリしたそうです。

中近東のある国では、事情が重なり、予約していた飛行機に乗り遅れてしまいました。ところがまさに、その搭乗予定だった飛行機がハイジャックされてしまったのです。これには肝が冷えました。

それからネパールに行ったときは、私たちが乗った、その飛行機が、数日後に落ちてしまったということがありました。私たちが乗ったときに落ちてもおかしくなかったのです。かえすがえすも偶然というか、幸運が重なり、今日まで研究をつづけてくることができました。天安門事件が起こったときには、まさに中国で健診の真っ最中でした
私が進んだ病理の分野では、病気の解明のために「剖検（ぼうけん）」ということを行います。剖検とは病理解剖のことです。

ところが世界のあちこちを飛び回る私は、「剖検ならぬ、冒険病理学者」と家内にあだ名され、いつしかそれが私の代名詞のようになりました。

まさに「長寿のためなら命がけ」。命がけでつかんだ「令和食」の本質です。

人馬一体の心得

大学時代の4年間は馬術部に所属しておりました。当時の京大馬術部といえば、オリンピック選手を輩出する伝統ある強豪でした。私が所属していたときは全日本学生の自馬大会で3年連続優勝しています。3年目はキャプテンを務めました。

馬術競技は練習だけしておればいいというものではなく、相棒たる馬の世話をしないと

いけないわけです。朝昼晩と餌をやって、ブラシを当てたりと、それこそ24時間体制です。

勉強は最低限で、「医学部ではなく、馬術部を卒業した」と冗談を言っていたほどでした。馬術というのは、馬を手綱のわずかな動きでコントロールする競技です。まったく言葉が通じない馬にこちらの意思を伝え、馬自身もそれに応える、それが馬術の妙味です。鞭でたたいて強制的に走らせても絶対にうまくいきません。つまり「人馬一体」の精神が必要です。

その後、時は流れて私は「冒険病理学者」となり、世界調査に乗り出すことになりました。行く先々で出会うのは言葉もまったく通じない、文化も生活もまったく違う人々です。向こ

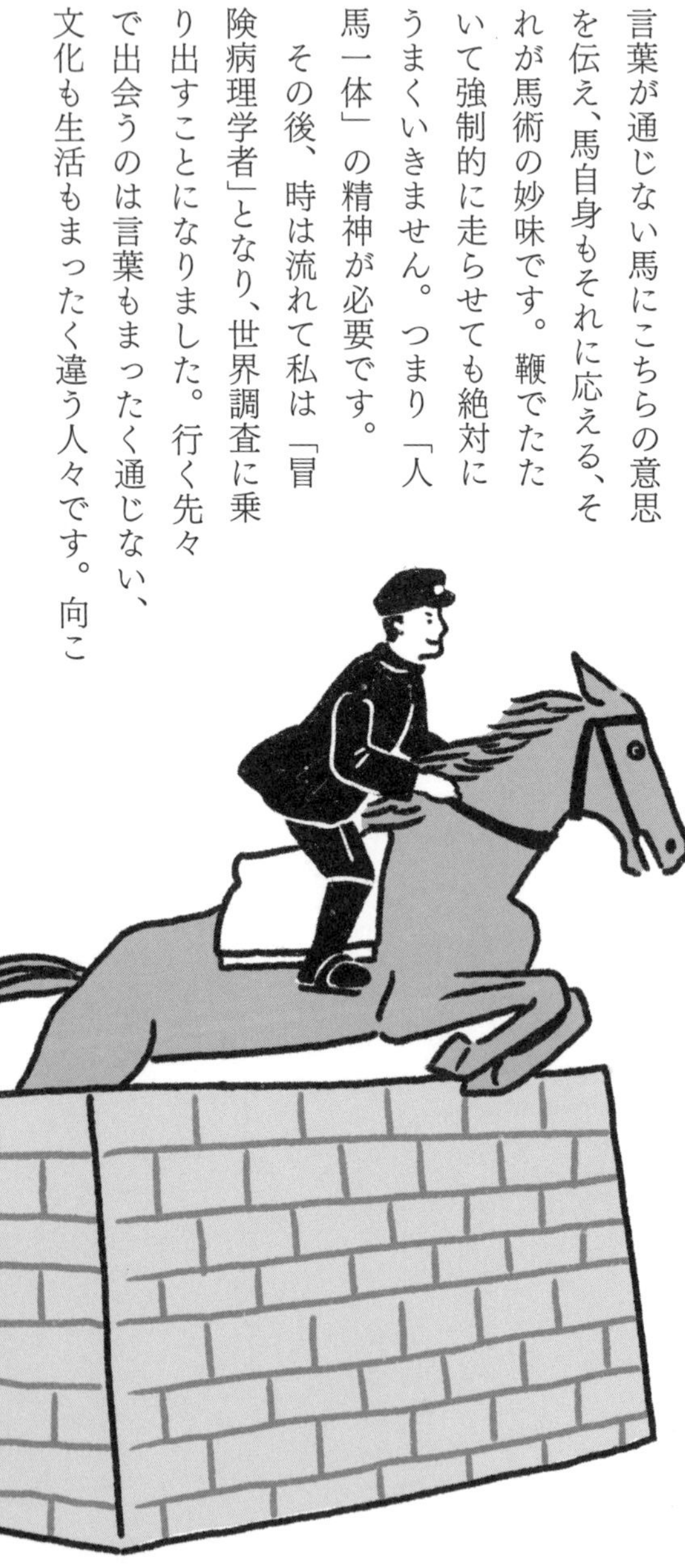

うだって見知らぬ東洋人が現れて、急に検査をしたい、尿が欲しいといわれても面食らうでしょう。まずは現地の人と飲食をともにし、お互いに胸襟を開いて信頼関係を築くことが大事です。そこには馬術部で学んだことが大いに生きているように思います。

結果として世界61地域、ほとんどすべての人がまあまあ快く、調査に協力してくれました。協力してくれた人たちに感謝の思いでいっぱいです。

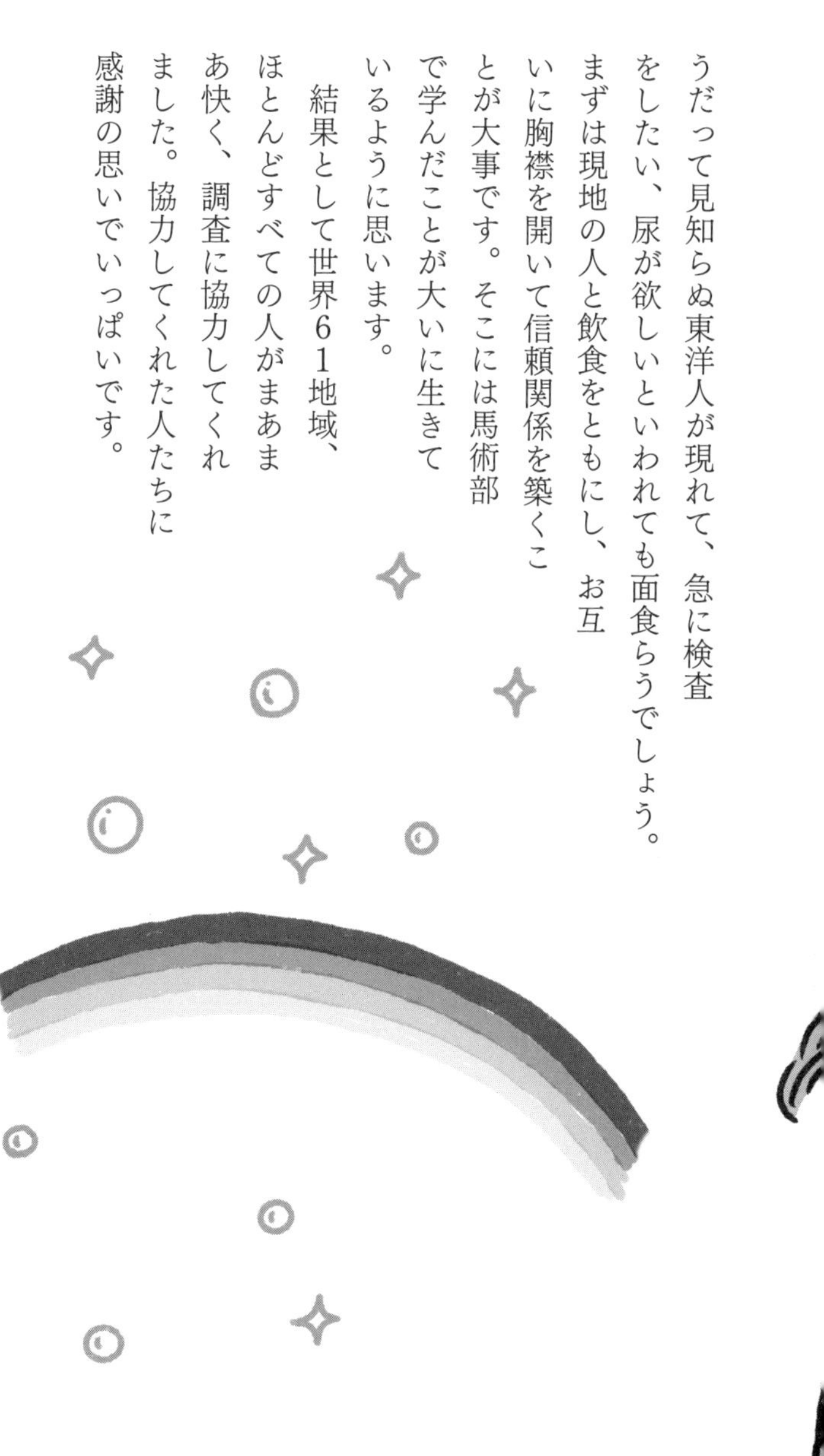

あとがき
～ポストコロナの賢い食べ方

新型コロナウイルスの世界的大流行（パンデミック）が起こってちょうど1年、2021年3月には全世界の感染者は1億2000万人にもなりました。

なるべく早いワクチンの接種が望まれますが、まず、手洗いを励行（れいこう）し、マスクを着け、〝三密〟を避けるなどして感染せず、健康であってこそ、他人にも元気でいてもらえるということを私たちはコロナ禍で学びました。

自分の健康を守るという、己を利する「利己」の行動が、他の人の健康をも利する「利他」の行動になるという〝新しい健康観〟の誕生と言えるでしょう。

ところで、この感染症でこれまで過去1年間に世界で亡くなった人は、260万人ですが、それ以上に人の命を奪っている病気があるのをご存じでしょうか。

それは、新型コロナほど大騒ぎはされない高血圧症です。

国際高血圧学会によれば、脳卒中、心臓病、腎臓病で亡くなる高血圧症の人は、世界中で1日2万7000人にもなります。わずか100日で、何と270万人もの方々が死亡しているのです。これはコロナ禍の、この1年間の死亡数にも匹敵します。

新型コロナウイルスの3・7倍以上の犠牲者が毎年出ている高血圧は、自覚症状がないことも多いために、〝サイレント・キラー〟(沈黙の殺人者)とも言われる、実は恐ろしい疾患なのです。

本書の中で述べたとおり、日本人は大豆や魚を常食しているおかげで心筋梗塞による死亡率は先進国の中では最低で、世界一の平均寿命を達成したのですが、その一方で食塩摂取が多過ぎるために、高血圧を発症し、その結果、脳卒中になって寝たきりになる人や認知症になる人が多く、そのため、日本人は「平均」寿命は長くても、いきいきと活動できる「健康」寿命がそれより10年も短いのです。この健康寿命を延ばすには、「適塩で大豆や魚を摂取し、塩の害も抑える野菜や乳製品を食べれば良い」という結論になります。

生活習慣病と言われる、高血圧と糖尿病に、ともにリスクとして関係するのは肥満です。

コロナ禍においても、その重症化者の多い国は肥満率の高い国であることは、世界中で健診してきた私は早くから気付いていてました。

2021年3月の世界肥満連盟の統計でも、肥満度(BMI=体重kg÷身長mの2乗)

が25を超える肥満者が60％台のアメリカやイギリスでは、新型コロナウイルスによる死亡率は10万人当たり100人を超えています。一方、肥満度25を超える人が30％以下の日本では、新型コロナによる死亡者が10万人当たり2・6人と少ないのです。

本書で述べたように、肥満は高脂血症を伴い、動脈硬化を惹き起こして末梢の血流が悪くなります。その結果、お肌も加齢とともに衰えていきますし、脳や心臓、腎臓などの血の巡りが悪くなるので、寝たきりや認知症を招き、その結果、健康寿命が短くなります。

本書で述べた「賢い食べ方」をすれば、肥満、高血圧、高脂血症、糖尿病にもならず、〝メタボ〟による新型コロナの重症化も防げます。健康寿命は自分で延ばせるのです。そして、この〝賢食〟術が実践できているかどうかは、尿を調べれば分かるのです。

まず、自分の尿を調べて、自分の栄養の実態を知り、みんなが健康に良い食品を選べば、食品の生産、流通に携わる食産業は健康産業になります。食環境が改善され、地域で暮らすみんなが健康になれるのです。

コロナ禍に打ち勝つためにも、生活習慣病にならない食生活を楽しみ、健康長寿を実現してください。まず、自分が健康になってこそ、他人にも健康がプレゼントできるのです。

最後に世界61地域や国内での健診に参加してくださった2万人に近い方々、30年もの健診活動に協力してくださった多くの研究仲間、世界中の健診の支援のため、世界保健機関（ＷＨＯ）にご寄付をたまわった３０万人の方々に心から感謝し、また本書の出版にご尽力してくださった集英社インターナショナルの佐藤眞さん、素敵なイラストを描いてくださった、くぼあやこさん、デザイナーの原田恵都子さんにお礼を述べ、筆を擱きたいと思います。

２０２１年3月

家森幸男
森真理（監修）

家森幸男（やもり ゆきお）

1937年、京都生まれ。京都大学医学部卒業後、同大学医学部助教授、島根医科大学教授などを歴任。京都大学名誉教授、武庫川女子大学教授、国際健康開発研究所長。健康長寿の秘密を探るべく、WHOの研究センターを創設し、世界25カ国61の地域で二十余年を費やし健診。1998年、予防栄養学への貢献により紫綬褒章を受章。日本脳卒中学会賞、米国心臓学会賞、日本循環器学会賞、ベルツ賞、杉田玄白賞など受賞。80歳を過ぎた今も日本や世界を回って食と健康の研究を続けている。趣味は乗馬。『「長寿食」世界探検記』（ちくま文庫）、『大豆は世界を救う』（法研）ほか多数。

森真理（もり まり）

武庫川女子大学国際健康開発研究所講師を経て、現在は東海大学健康学部准教授。家森幸男氏に師事。管理栄養士。研究で得られた成果を食育活動で発信。適塩で「まごはやさしいよ」の食育法が有効であることを証明。2016年科学的根拠に基づく食育で「杉田玄白賞」を受賞。

遺伝子が喜ぶ「奇跡の令和食」

2021年5月31日 第一刷発行

著者 家森幸男

監修 森 真理

発行者 岩瀬 朗

発行所 株式会社 集英社インターナショナル
〒101-0064 東京都千代田区神田猿楽町1-5-18
電話 03(5211)2632

発売所 株式会社 集英社
〒101-8050 東京都千代田区一ツ橋2-5-10
電話 読者係03(3230)6080
販売部03(3230)6393(書店専用)

印刷所 凸版印刷株式会社

製本所 株式会社ブックアート

 ISBN 978-4-7976-7392-0 C0047